파킨슨병

# 일상생활 가이드

# 파킨슨병 일상생활 가이드

첫째판 1쇄 발행　2014년 10월 30일
둘째판 1쇄 인쇄　2017년　7월　5일
둘째판 1쇄 발행　2017년　7월 10일

지 은 이　장인수 · 유 경 · 김락형 · 강세영
발 행 인　김 성 태
디 자 인　편 집 부
발 행 처　우리의학서적
출판사등록　제 25100-2013-000018호(2012.3.12)

주　　소　서울시 서대문구 충정로 2가 191 골든타워 1210호
대표전화　Tel. 070-7763-6606　Fax. 02-2235-6606
홈페이지　www.wooripub.co.kr



* 잘못된 책은 교환하여 드립니다.
ISBN 979-11-85658-24-7

정가 14,000원

# 파킨슨병
# 일상생활 가이드

장인수 · 유 경 · 김락형 · 강세영 지음

우리의학서적

# 머리말

파킨슨병에 관련된 최신 지견을 보완해서 새롭게 책을 내게 되었습니다.

이 책이 파킨슨병 환우들과 그 가족들에게 조금이나마 도움이 되길 바랍니다.

고령화 사회로 들어서면서 파킨슨병을 비롯한 신경퇴행성 질환도 많이 증가하고 있습니다. 전설적인 권투선수 무하마드 알리와 선종하신 교황 요한 바오로 2세, 그리고 영화 '백투더 퓨처'로 우리에게 널리 알려진 영화배우 마이클 폭스도 파킨슨병에 걸렸습니다. 파킨슨병은 아직까지 획기적인 치료법이 없으며, 많은 환자들이 고통받고 있는 질환이기도 합니다. 파킨슨병은 보건복지부에서 지정한 희귀난치성 질환으로 분류되어 있지만, 주변에서 어렵지 않게 만날 수 있는 '희귀하지는 않은 질환'이라는 것이 저희의 생각입니다.

파킨슨병 환자들은 일상 생활에 많은 제약이 있고, 부상의 위험에도 쉽게 노출되어 있습니다. 서행(행동이 느려짐), 보행동결(걷다가 갑자기 발이 잘 떨어지지 않고 몸이 굳어지는 증상)과 같은 증상도 흔하며, 특히 약기운이 떨어지면 갑자기 힘이 떨어져서 어찌할 바를 몰라 당황하는 일도 많습니다.

이 책은 그런 환자들이 일상 생활에서 겪는 어려움을 보다 쉽게 극복하고, 잘 대처하기를 바라는 마음에서 저술하였습니다. 이 책에 담겨진 많은 생활의 지혜를 통하여 파킨슨병 환자와 가족이 함께 일상 생활의 어려움을 잘 해결하기를 간절히 바랍니다.

책의 출판에 도움을 주신 우리의학서적 김성태 사장님과 박혜영 부장님께도 감사의 말씀을 드립니다. 늘 긍정적인 마음으로 치료를 받으시는 양종숙 님과 전종선 님, 수필집 '빈 화분에 피어난 안개꽃'을 저에게 주신 김재순 작가님, 손에 힘이 없다고 하시면서도 그림그리기를 계속하시는 김인수 화가님 등 많은 분들의 조언으로 이 책이 세상에 나오게 되었습니다.

의학 기술의 발전이 빠른 요즘, 언젠가는 이 병을 치료하고 예방하는 획기적인 방법이 나타나서 수많은 환우와 가족들에게 희망을 안겨줄 거라고 믿습니다. 희망을 버리지 마시고, 오늘 하루도 긍정적인 생각과 마음으로 건강하게 지내시길 바랍니다.

저자 드림

# 파킨슨병의 역사

1817년 영국의 의사 제임스 파킨슨James Parkinson, 1755-1824은 "An Essay on the Shaking Palsy"라는 책에서 파킨슨병 환자 6명을 대상으로, 이 병에 대해 처음으로 체계적인 서술을 하였습니다.

그는 환자들의 상태에 대해 "동작할 때 보다는 안정시에 발생하는 불수의적인 떠는 동작, 근육의 힘 약화, 몸이 앞으로 쏠리는 자세를 하고, 걸을 때 앞으로 달려가려는 듯한 경향, 감각과 지적 능력은 손상되지 않음 (involuntary tremulous motion, with lessened muscular power, in parts not in action and even when supported; with a propensity to bend the trunk forwards, and to pass from a walking to a running pace : the senses and intellect being uninjured)"이라고 기술하였으며 또한, 안정시 진전, 구부정한 자세와 보행장애, 마비와 근력감소, 시간 경과에 따라 증상이 심해지고 운동장애 위주의 파킨슨병에 대한 대표적 증상들에 대해 밝히고 있습니다.

그로부터 60여년이 지난 후에 프랑스의 의사인 샤르코Jean-Martin Charcot는 이 질환에 대해 제임스 파킨슨의 이름을 따라 파킨슨병Parkinson's Disease이라고 명명하였습니다.

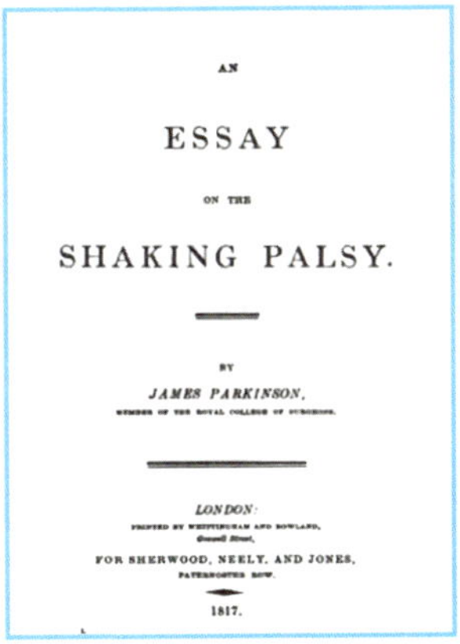
AN

ESSAY

ON THE

SHAKING PALSY.

BY

JAMES PARKINSON,

LONDON:

FOR SHERWOOD, NEELY, AND JONES,

1817.

1817년 제임스 파킨슨의 논문
"진전 마비에 대하여(An Essay on the Shaking Palsy)"

# 한의학에서의 파킨슨병

파킨슨병은 안정시 떨림resting tremor, 경직rigidity, 서행bradykinesia, 그리고 자세불안postural instability 등의 운동장애가 나타나는 질환입니다.

뇌의 신경전달물질 중의 하나인 도파민의 결핍과 관련되며, 운동 증상 외에도 기립성저혈압, 다한증, 변비 등의 자율신경계 증상, 우울증 치매와 같은 신경정신증상, 불면증, 통증 등 여러가지 증상이 나타납니다.

이러한 파킨슨병은 한의학의 진전振顫, 간풍肝風, 풍병風病 등의 범주에 속하는데, 〈素問 至眞要大論〉에서 "諸風掉眩 皆屬於肝"에서 掉라는 표현으로 진전振顫에 관한 기술을 하고 있으며, 이후 명대明代 누영樓英은 〈의학강목醫學綱目〉에서 두드리는 듯한 떨림 증상(고율鼓慄)에 대해 설명하였으며, 왕긍당王肯堂은 〈증치준승證治準繩 雜病〉에서 진전振顫이라는 병명을 명확히 하였습니다.

허준許浚의 〈동의보감東醫寶鑑〉에서는 심허수진心虛手振, 풍두선風頭旋 등 파킨슨병과 관련된 병증을 기술하고 있습니다.

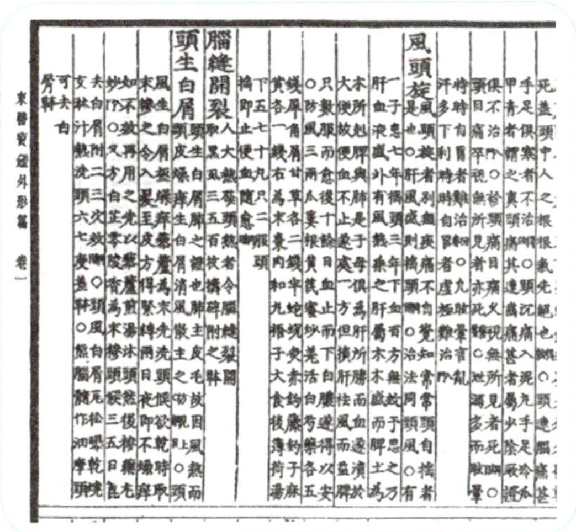

東醫寶鑑 外形篇 卷一

風頭旋

腦縫開裂

頭生白屑

〈동의보감 외형편〉에서는 간풍肝風이 심하여
머리가 흔들리는 병증을 풍두선風頭旋이라고 기록하고 있다.

# 저자 소개

## 장인수

한의학박사/한방내과전문의

우석대학교 부속한방병원 한방내과 교수

한방레이저의학회 회장

레이저의학 국제 저널 Photomedicine and Laser Surgery 편집위원

## 유 경

교육학박사(언어청각장애)/1급 언어재활사

밝은언어심리센터 소장

한국언어재활사협회 이사

김락형

한의학박사/한방신경정신과전문의

우석대학교 부속한방병원 한방신경정신과 교수

대한한방신경정신과학회 교육이사

강세영

한의학박사/한방내과전문의

우석대학교 부속한방병원 한방내과 교수

한방레이저의학회 이사

# 차례

## 제8장 파킨슨병 환자의 병원이용과 약물복용



## 부록 파킨슨병 치료 최신동향

# 제1장

# 파킨슨병이란?

파킨슨병이란 손발 떨림, 몸 굳어짐, 운동부전, 자세 불안정 등의 증상을 가진 병입니다.

뇌를 사과에 비유하자면 사과씨에 해당하는 가장 깊은 중심에 위치한 중뇌라고 하는 곳에서 도파민이라는 물질의 생성이 잘 안되어 발생하는 질환이 파킨슨병입니다.

이 장에서는 파킨슨병의 원인은 무엇이며, 증상은 어떤지, 그리고 다른 유사한 질환과는 어떻게 구별되는지, 그리고 치료나 예후 등은 어떤지에 대해서 살펴보고자 합니다.

## 01

# 왜 파킨슨병에 걸리나요?

아직까지도 파킨슨병이 왜 생기는지, 어떤 사람은 병에 걸리고, 어떤 사람은 건강한지에 대해서 정확하게 밝혀지지 않았습니다. 뚜렷한 치료 방법도 아직 알지 못합니다. 노화의 일부분으로 발생한다고 보편적으로 생각되지만 30, 40대에서도 발생할 수 있기 때문에 일반적인 노화 현상이라고만 보기는 어렵습니다. 다만, 현재 우리가 알고 있는 것은 뇌의 깊은 바닥에 위치하는 중뇌midbrain라는 곳에서 도파민이라는 물질이 부족해져서 여러 가지 증상이 나타난다는 것입니다.

좀 더 구체적으로 살펴보면 도파민을 만들어내는 중뇌midbrain의 흑질substania nigra이 손상되기 때문인 것으로 밝혀져 있습니다. 그렇다면 왜 흑질 세포가 손상되는가라는 질문에 대해서는 권투선수 '무하마드 알리'처럼 외상으로 인한 경우와 독성물질, 그리고 뇌세포에 존재하는 미토콘드리아의 기능장애 등이 원인으로 지목되고 있습니다. 그러나 일부 알려진 이 같은 원인이 모든 파킨슨병을 다 설명하지는 못합니다.

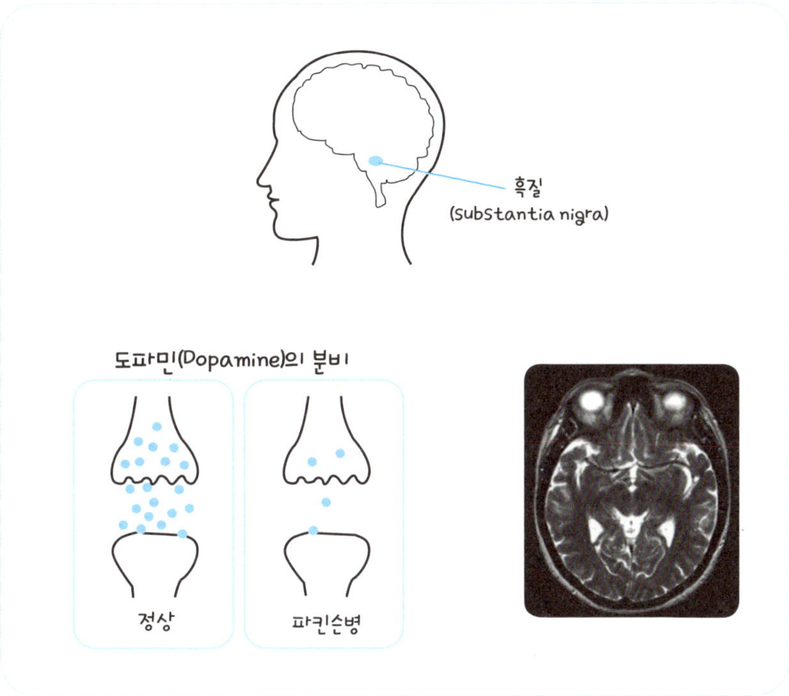


중뇌 흑질과 뇌 MRI

02

# 파킨슨병인지 어떻게 알 수 있나요?

현재까지 알려진 진단 방법은 임상 증상을 통해서 판별하는 것입니다. 경험이 많은 의사는 파킨슨병과 유사한 본태성 떨림본태성 진전, essential tremor이나 다른 파킨슨 증후군과 구별할 수 있습니다. 영상의학 진단의 발전으로 뇌 CT 촬영이나 MRI는 물론, 최근에는 PET-CT, SPECT를 이용한 도파민 운반체 영상을 활용하는 등 진단 기술이 많이 발전하였지만 아직까지도 확진은 의사의 판단에 맡기고 있습니다 (해리슨내과학 18판 약물반응 판단).

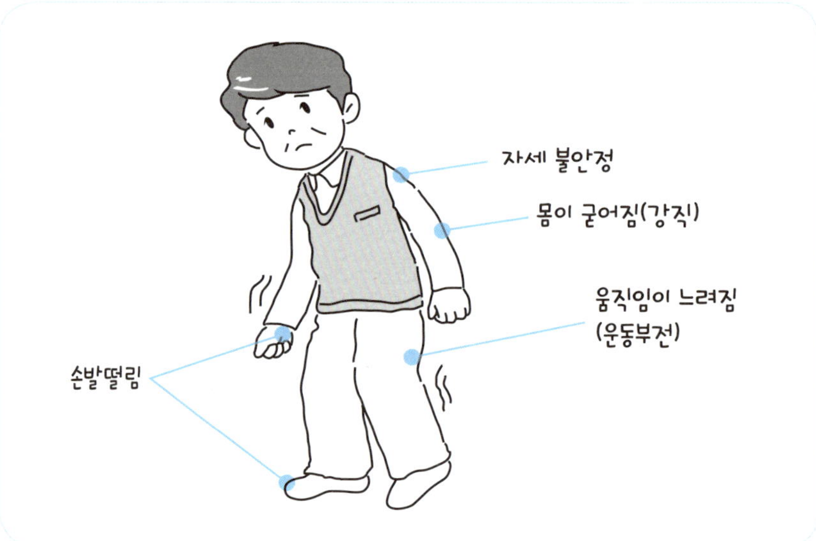


파킨슨병의 증상

## ● 파킨슨병의 대표적인 증상

파킨슨병은 TRAP이라고 해서 Tremor손발 떨림, Rigidity강직, 몸이 굳어짐, Akinesia운동부전, 움직임이 느려짐, Postural instability자세 불안정의 네 가지 대표적인 증상을 가진 병입니다.

일반적으로는 안정시 떨림resting tremor이라는 증상을 중요하게 봅니다. 안정시 떨림은 운동을 하지 않는 상황에서 떨림이 오는 것입니다. 침대에 누워있을 때 손이나 발을 떠는 경우, 보행시에 손의 떨림이 시작되는 경우에는 주의해야 합니다.

반면에 무언가 운동을 하려는 순간에 떨리거나, 힘을 줄 때 떠는 것은 본태성 떨림essential tremor이라고 하는 것으로 파킨슨병과 큰 상관이 없습니다. 본태성 떨림은 옛날 어른들이 말하는 수전증手顫症, 손을 덜덜 떠는 증상에 가까우며, 안정시 떨림보다는 무언가 동작을 하려고 할 때 떨림이 심해지고, 술을 마시면 떨림이 줄어드는 특징을 가지고 있습니다. 본태성 떨림은 진행되어 점차 심해진다거나, 보행장애를 일으키지 않기 때문에 삶의 질에 크게 영향을 주지는 않습니다.

03

# 파킨슨병은 중풍인가요?

중풍이란 뇌혈관이 막히거나뇌경색, 혈관이 터져서 출혈이 되는 것뇌출혈을 말하며, 이로 인해서 한쪽 손발이 마비되고, 말을 못하게 되거나, 의식을 잃는 병을 말합니다.

중풍은 중추신경계에 생기는 병이라는 점에서 파킨슨병과 공통점이 있지만, 급성으로 발병하는 질환으로, 발병 후 수십 년에 걸쳐서 서서히 진행되는 신경퇴행성 질환인 파킨슨병과는 다릅니다. 따라서 중풍은 파킨슨병과는 구별이 되는 다른 질환입니다. 또한 파킨슨병은 그 자체가 사망의 직접적인 원인이 되지 않는다는 점에서도 중풍과 차이를 보입니다.

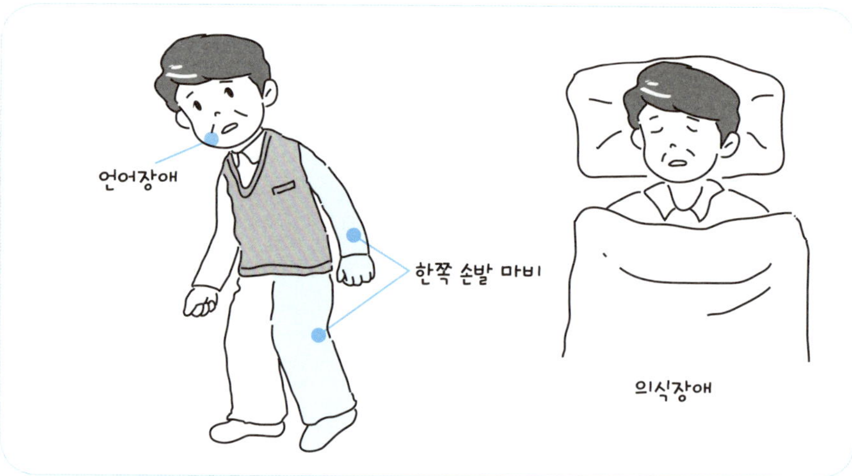


중풍의 증상

## 04

# 파킨슨병은 치매가 되나요?

파킨슨병이 오래되었다고, 치매가 되지는 않습니다. 그러나, 고령화사회에 진입하면서 우리나라에서는 최근 치매 환자가 매우 많아지고 있습니다. 조사에 따르면 80대에서 20%가 치매 환자라고 하며, 85세 이상에서는 4명 중 한 명이 치매 환자라고 합니다. 이런 추세 때문에 파킨슨병을 앓고 있는 환자가 고령이 되면 치매나 중풍뇌출혈, 뇌경색이 동반되는 경우가 적지 않습니다.

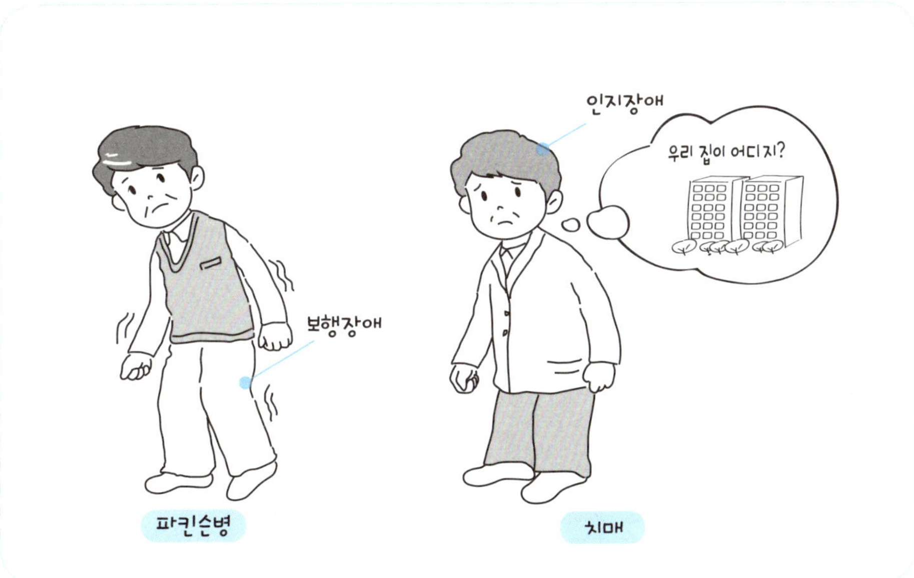

파킨슨병과 치매는 모두 뇌의 신경퇴행성질환이라는 공통점이 있습니다. 그런데 두 질환은 매우 대조적인 증상의 차이를 보입니다. 치매는, 신체는 아직 활동이 가능한데 정신이 먼저 피폐해지는 데 반해서, 파킨슨병은, 정신은 매우 건강한데, 신체가 먼저 피폐해져서 잘 제어가 되지 않는 반대의 증상을 보입니다. 치매 환자는 인지 장애로 인해서 가족을 못 알아본다든지, 평생을 살아왔던 동네에서 자신의 집을 찾지 못하는 등의 행동을 보입니다. 반면, 파킨슨병 환자는 인지 기능이 정상이면서도, 발이 잘 제어가 되지 않아 보행 중 잘 넘어지거나, 손이 떨려서 수저질하는 데 어려움을 겪게 됩니다.

## 05

# 파킨슨병은 나을 수 없나요?

파킨슨병은 중뇌의 흑질substania nigra 세포가 손상되어 그곳에서 만들어지는 도파민이라는 물질이 줄어들면서 증세가 나타나는데, 대뇌에 도파민을 보충해주는 방법으로 증상을 완화시킬 수 있습니다. 그렇지만, 아직까지 정확한 원인을 밝혀내지 못하고 있고, 도파민을 보충해주는 것만으로는 증상 완화 이상의 치료효과를 기대하지 못하기 때문에 완치를 기대하기 어려운 점이 있습니다. 실제로 중뇌의 흑질 세포가 70~80% 정도 손상되었을 때부터 증상이 발현한다고 합니다. 따라서 파킨슨병의 증상을 보이기 시작하면 이미 흑질세포의 많은 부분이 손상된 다음이기 때문에 신경 보호 효과를 기대하고 약물을 사용한다 하더라도 근본적인 회복을 기대하기는 어렵습니다. 그렇지만, 증상 완화를 통해서 환자의 삶의 질을 높여주고, 건강하게 살아갈 수 있는 많은 방법이 연구되고 있기 때문에, 장래에는 반드시 치료할 방법을 찾아낼 수 있을 것으로 생각합니다.

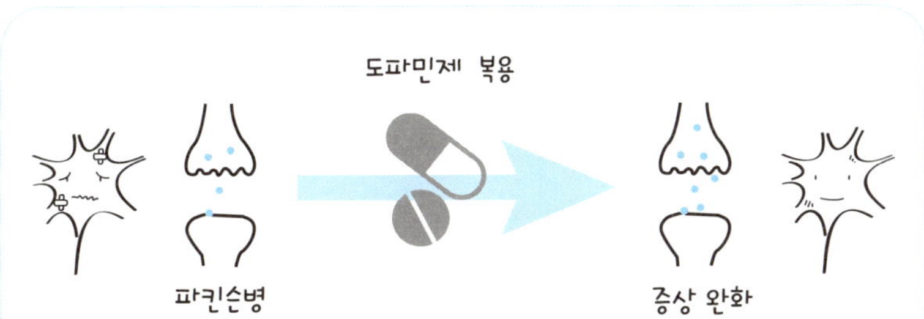

## 06

# 약을 먹으면 파킨슨병이 낫나요?

파킨슨병의 증세를 완화시켜줄 수 있는 약물이 널리 쓰이고 있지만, 아직까지 완벽하게 회복시켜주는 약물은 없습니다.

파킨슨병의 증세를 완화시키기 위해서는 도파민이라는 물질이 뇌에서 정상적으로 작동되도록 만들어주는 것이 중요합니다. 그런데 도파민이라는 물질은 입으로 먹어서는 소화관을 통과하면서 분해되어 뇌까지 도달하지 못합니다. 그래서 도파민의 전구 물질인 엘도파L-dopa라는 약물을 복용하면, 체내에 흡수된 다음에 도파민으로 변하여 뇌에서 작용하게 됩니다. 그런데, 우리 몸은 뇌를 보호하기 위해서 혈액뇌관문blood brain barrier이라는 보호막이 뇌 주변에 쳐져 있습니다. 혈액뇌관문은 뇌로 들어가는 물질을 막고 걸러내는 역할을 하는데, 이는 모두 뇌를 보호하기 위한 보호 작용입니다. 이 보호막 때문에 우리가 엘도파가 함유된 약물을 복용하면, 체내에서 도파민으로 바뀌는데, 이 도파민 중에서 1 %만이 뇌까지 도달합니다. 그래서 이 도파민이 뇌에 도달하는 정도를 높여주기 위해서 여러 가지 보조약물을 같이 투여합니다.

파킨슨병 환자는 보행장애와 다리에 힘이 없는 증세 이외에도 많은 분들이 다양한 질환과 증상에 시달리고 있습니다. 변비도 매우 흔하게 관찰되며, 우울증을 앓는 분들도 많고, 요통도 많습니다. 이런 경우에 한약이나 침 치료를 통해서 전신 순환은 물론, 두경부 및 뇌의 순환을 좋게 해주면 증상 완화에 많은 도움이 될 수 있습니다. 최근에는 침 치료가 중뇌 흑질의 도파민 활용도에 좋은 영향을 준다는 동물실험 논문도 발표된 바 있습니다.

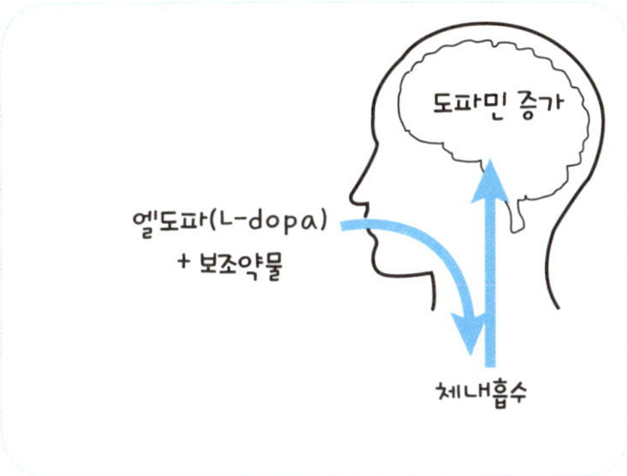

# 07
# 파킨슨병이라는데 어떻게 해야 할까요?

여러분이 파킨슨병에 걸렸다면, 혹은 부모님이 파킨슨병에 걸렸다고 막 진단을 받았다면 무엇에서부터 출발해야 할까요?

**파킨슨병에 대해서 공부를 시작하십시오.** 책도 찾아보고 인터넷에서 자료도 검색해 보시기 바랍니다. '병은 숨기지 말고 자랑하라'는 말이 있습니다. 자신이나 부모님이 파킨슨병에 걸렸다는 사실을 사람들에게 알리고 적극적으로 이해와 도움을 요청하세요.

미용실을 가거나, 횡단보도를 건널 때, 식당에서 주문할 때에도 먼저 파킨슨병에 대해 이야기를 꺼내고 도움을 받으세요.

여러분이 파킨슨병에 걸렸다면 **늘 긍정적인 태도를 가지도록 노력**하기 바랍니다. 왜 나에게 이런 병이 걸렸을까? 이런 고민을 하는 것은 도움이 되지 못합니다. 긍정적인 마음을 가지도록 노력하고, 질병에 수반되는 우울증에 걸리지 않도록 주의해야 합니다.

일을 병행해야 하는 경우 일의 우선순위를 정하고, 반드시 해야 할 일에 집중하는 것이 좋습니다. 한 번에 한 가지씩 해야 할 일에 몰두하세요. 해야 할 일을 단계별로 나누고 각 단계마다 집중하는 것이 좋습니다.

매사에 자신의 행동이 더디고 시간이 오래 걸린다는 사실을 받아들이고 인정하는 것이 좋습니다. 식사를 하고, 얼굴 표정을 바꾸고 목소리를 높이는 일 등에서 시간이 다소 걸리고 의식적인 노력이 필요하게 됩니다. 게다가 이제는 오후에 자주 피곤해져서 졸리거나 나른해지기 쉽습니다. 물론 이럴 때 잠깐 낮잠을 자는 것은 상관없지만, 길게 자는 것은 수면 패턴도 흐트러지게 되고 건강에 좋지 않습니다.

낮에는 자신의 활력이나 에너지가 오르락내리락하게 되는 것을 경험하게 됩니다. 특히 약 복용에 맞춰서 기력이 요동치게 되는데, 약을 복용하면 기력이 나다가 약기운이 떨어질 시점이 되면, 갑자기 탈력감과 함께 힘이 빠져나가는 것과 같은 증상on-off 증상을 경험하게 됩니다. 이와 같은 신체의 사이클을 받아들이고, 거기에 맞추서 생활 패턴을 조정하는 것이 좋습니다.

운동을 날마다 하는 습관이 필요합니다. 운동을 꾸준히 하면 오랫동안 더 건강하게 살 수 있으며, 삶의 질을 높이고, 긍정적인 생각을 더 많이 하게 됩니다. 일정한 시간에 꾸준히 운동을 하는 습관을 갖기 바랍니다. 마음이 맞는 친구나 가족이 같이 있다면 더욱 좋습니다. 파킨슨병이 어느 정도 진행되면 혼자 운동을 할 때 어려움이 많기 때문에 친구나 가족의 도움을 받을 수 있다면 더욱 좋습니다.

파킨슨병이 어느 정도 진행된 환자는 환각을 경험할 수 있습니다. 존재하지 않는 사람을 본다든지 하는 일이 일어난다는 것을 미리 알면 더욱 잘 대처할 수 있습니다. 그렇다고 미리 두려워할 필요는 없습니다. 파킨슨병의 환각은 다소 가벼운 편이고 공포스러운 느낌의 환각과는 다소 차이가 있습니다.

## 08

# 파킨슨병은 유전되나요?

파킨슨병은 가족력과 관계가 없고 특별히 유전되는 병도 아닙니다. 다른 사람에게 감염되거나 하는 병도 아닙니다.

따라서 혹시 자녀에게 발병되지 않을까 염려할 필요는 없습니다.

# 제2장

# 파킨슨병 환자의 운동장애, 보행장애

파킨슨병 환자들은 발이 끌리거나, 멈춰서 움직일 수 없거나 앞으로 넘어지려 하고 중심을 잘 잡지 못하는 등의 증상 때문에 보행과 이동에 어려움을 가집니다.

보행 동결, 떨림 등의 증상이 있을 때 여러 가지 방법을 사용해보고, 외출시에 지팡이나 보행보조기나 휠체어를 사용해 볼 수 있습니다.

이번 장에서는 파킨슨병 환자가 발이 질질 끌리거나 보행 동결이 나타났을 때 어떤 방법을 사용해 볼 수 있을지, 보행과 관련된 지팡이 등의 보조기구에 대해 살펴보고자 합니다.

## 01
# 어떻게 하면 잘 걸을 수 있을까요?

파킨슨병 환자들이 가지는 주요한 어려움은 운동장애일 것이며 보행장애는 그중에서도 중요한 증상입니다. 파킨슨병 환자는 발이 끌리고 걸려 넘어질 위험이 많이 있습니다.

아래의 몇 가지 단계를 생각하면서 걷는 것이 도움이 될 것입니다.

- 두발 사이를 30cm 정도로 벌리고 몸을 수직으로 바르게 섭니다.
- 보폭을 넓게 걷는 생각을 하고 의식적으로 발을 높이 들어 걷습니다.
- 발 끝을 올린채로 내려 놓아 뒤꿈치가 먼저 지면에 닿도록 하고 그다음 앞꿈치 발가락쪽을 내려놓습니다.
- 팔을 발과 반대로 흔들면서 걸으면 걸음에 리듬이 생기며, 몸의 긴장을 풀어줄 것입니다.

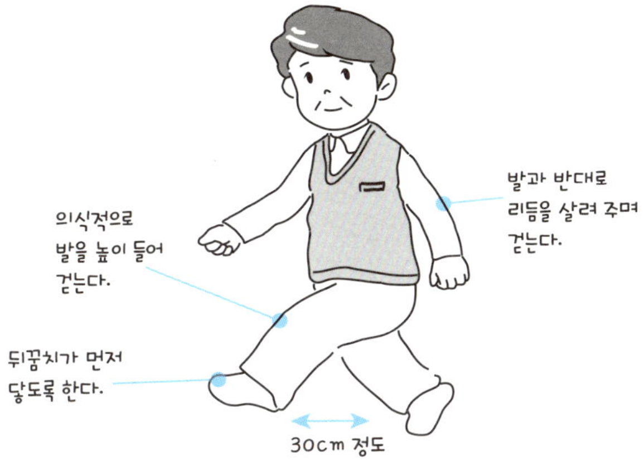


집안이나 사무실 실내 공간이 넓다면 **바닥에 40 cm의 정사각형의 격자무늬를 표시**하여 사용해보기 바랍니다. 파킨슨병 환자들 중에는 격자무늬 바닥을 걷는 것이 더 쉽다고 하기도 합니다.

# 02

# 동결(갑자기 몸이 움직여지지 않는 증상)이 나타날 때에는 어떻게 하나요?

걸음을 걸으려 할 때나 조금 좁은 공간에 들어서려 할 때 갑자기 움직일 수 없는 동결 증상이 나타나며 이때 파킨슨병 환자들은 다양한 방법을 시도합니다.

동결증상이 나타났을 때 바로 움직이려고 하는 것보다는 자세를 똑바로 한 다음 아래의 방법들을 시도해 보십시오. 자신이 사용하고 있는 방법 외에도 아래의 방법을 적용해 본다면 도움이 될 수 있을 것입니다.

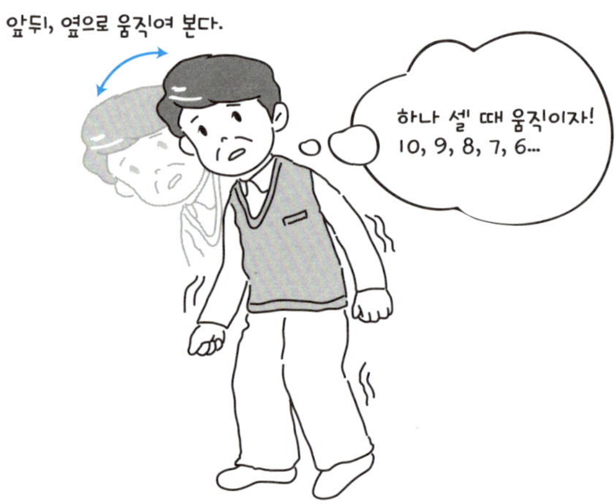
앞뒤, 옆으로 움직여 본다.
하나 셀 때 움직이자!
10, 9, 8, 7, 6...

- 앞으로 걷기 어려울 때 매우 조심스럽게 몸을 앞뒤로 흔들거나, 뒤로나 옆으로 걸어보세요.
- 발이 떼어지지 않을 때 발가락만 살짝 들어보세요.
- 하나를 셀 때 걸을 수 있을 것이라 생각하면서 숫자를 거꾸로 '열, 아홉, 여덟, 일곱.... 둘, 하나' 이렇게 세어보세요.
- 가까이 있는 사람에게 몸을 약간만 앞뒤로 움직여 달라고 말할 수도 있습니다.
- 걸음을 생각하지 말고 춤을 추거나 휘파람을 부르거나 노래를 불러보세요.
- 작은 손전등이나 레이저 포인터를 발 앞에 비추고 걸어보세요. 가까이 있는 사람이 작은 종이를 발 앞에 징검다리처럼 놓아주는 것도 도움이 될 수 있습니다.
- 두 걸음 뒷걸음질 후 다시 걷기를 시작해 봅니다.

## 03

# 뒤돌아설 때 넘어지지 않으려면 어떻게 해야 하나요?

파킨슨병 환자의 경우 걸음을 걷다가 돌아서는 상황에서 중심을 잃고 넘어질 위험이 커집니다.

- 먼저 빨리 돌아서려는 마음을 다스리는 것이 중요합니다.
- 조금 천천히 해야겠다는 마음을 가지고 충분한 크기의 반원을 그리며 방향을 바꾸는 동작을 해야 합니다.
- 군인이나 학생들처럼 몸을 휙 돌려 '순간 뒤돌아' 서지 마십시오.
- 파킨슨병 환자 가족이나 주변 사람들이 주의해야 할 것 중에 하나는 환자의 허락 없이 팔을 잡거나 도와주려고 하지 말라는 것입니다.

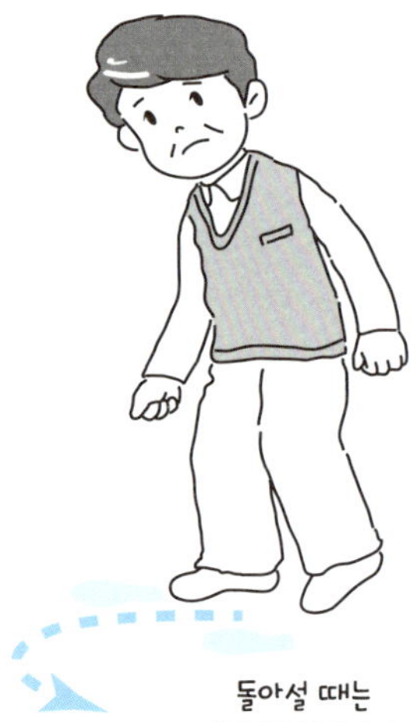


환자가 먼저 어떻게 도와달라고 구체적으로 말할 때 도와줘야 하며, 물리적인 힘으로 환자를 움직이게 하는 것이 아니라 **환자가 균형을 잡도록 도와주는 것이** 필요합니다.

04

# 계단을 이용할 때 환자를 어떻게 도와야 할까요?

많은 건물에 엘리베이터 시설이 되어 있지만, 일상생활에서 계단을 이용해야 하는 상황을 자주 만나게 됩니다.

- 운동장애가 있는 환자는 난간을 잡고 계단을 오르내리도록 합니다.
- 일반적으로 올라갈 때 건강한 다리로 먼저 오르고, 내려갈 때 약한 다리로 먼저 내려가도록 합니다.
- 환자 옆에서 도와주는 사람은 올라갈 때는 환자 뒤에서, 내려갈 때는 환자 앞에서 안내하는 것이 좋습니다.

"다초점 렌즈는 계단 내려갈 때 위험"

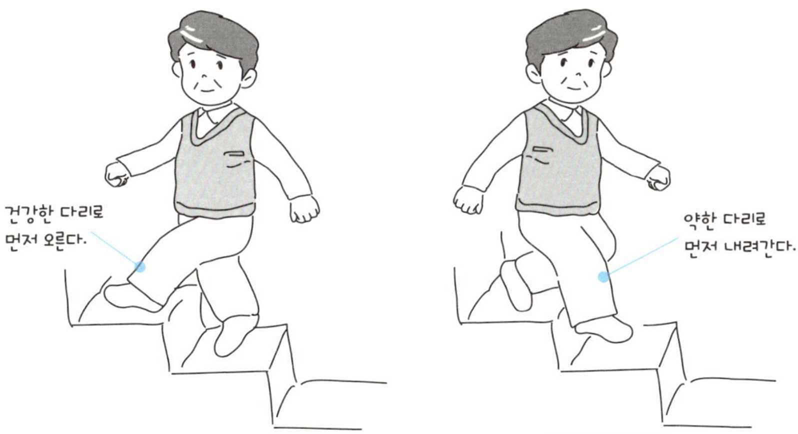


계단 오를 때

계단 내려갈 때

다초점 렌즈 안경을 썼다면 계단을 내려갈 때가 올라갈 때보다 좀 더 힘들 수 있습니다. 다초점 렌즈의 윗부분은 주로 먼 곳을 보고, 렌즈의 아랫부분은 책을 읽을 때 사용하는 편리한 안경인데, 계단을 내려갈 때는 렌즈의 아랫부분으로 보게 되므로 계단과 발은 초점이 그렇게 가깝지 못하기 때문에 발을 헛디딜 가능성이 커집니다. 따라서 계단을 오르내릴 때는 항상 주의해야 합니다.

## 05
# 몸이 많이 떨릴 때는 어떻게 해야 하나요?

- 떨림이 심하다면, 조금 기다렸다 떨림이 줄어들면 행동하기 바랍니다.
- 손과 팔을 앞으로 쭉 뻗으면 떨림이 감소될 수도 있습니다.
- 손이 떨릴 때는 팔꿈치를 몸에 붙이는 동작을 하거나 작은 모래주머니(운동용으로 나온 손목에 차는 모래주머니)를 손목에 착용해보기 바랍니다.

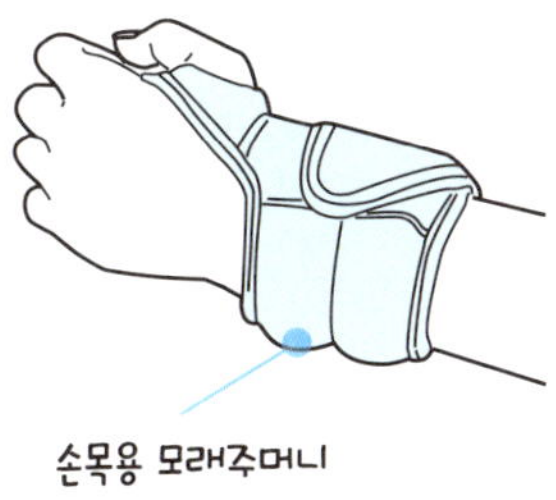


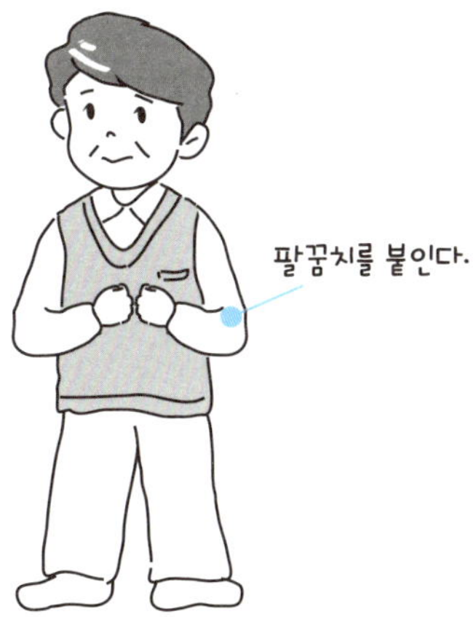

06

# 앉았다가 일어날 때 어렵습니다. 어떻게 할까요?

파킨슨병 환자들은 앉아있는 자세에서 일어나는 것이 어려운 경우가 많습니다.

- 집 안의 의자는 낮고 깊은 소파보다 팔걸이가 달린 적당한 높이의 의자가 유용할 것입니다.
- 일어서거나 앉을 때 너무 가볍거나 미끄러지기 쉬운 의자는 집안에서 치우십시오.
- 의자에서 일어날 때에는 손으로 팔걸이를 잡고, 다리를 20~30cm 이상 벌리고 엉덩이를 의자 앞쪽으로 끌어 당긴 다음 몸을 앞뒤로 몇 차례 흔들면서 일어나는 방법을 사용해 볼 수 있습니다.

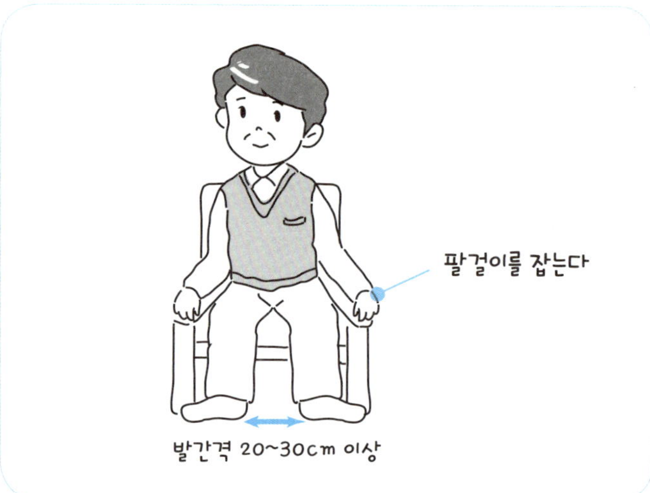

# 07

# 지팡이를 사용하는 것이 도움이 될까요? 아니면 지팡이 없이 걸으려고 노력해야 될까요?

파킨슨병 환자들은 마치 몸이 마비가 된 것처럼, 보행중에 갑자기 움직일 수 없는 상태를 경험하는데, 이를 보행동결이라고 합니다. 또한 파킨슨병 환자들은 걸을 때 발을 완전히 들지 않고 발바닥을 끌게 되는데, 이 보행동결과 발 끄는 증상은 일상 활동에 큰 어려움을 주며, 이 때문에 넘어져 크게 다치는 일이 생기기도 합니다. 지팡이를 짚을 때 선을 그어주는 레이저 지팡이는 파킨슨병 환자의 보행 동결에 도움이 될 수 있습니다.

지팡이를 사용하면 보행의 안정성을 높이는 데 도움이 될 수 있습니다. 지팡이를 들고 있는 사람과 부딪히지 않기 위해 주변 사람들이 조금 더 주의하게 되는 것도 지팡이 사용의 장점일 것입니다.

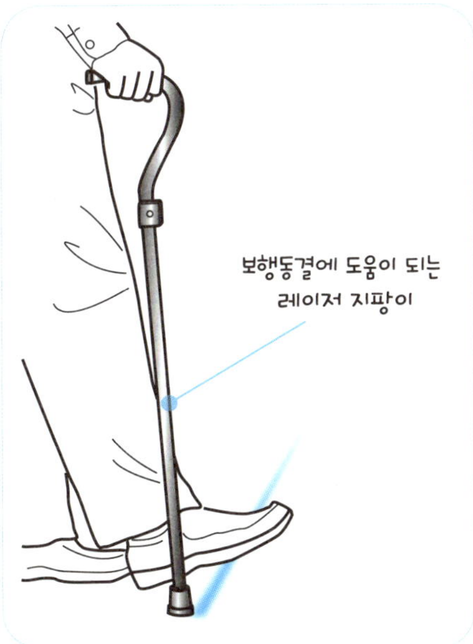

# 08
# 어떤 지팡이를 선택해야 할까요?

파킨슨병 환자들은 등산용 지팡이, 일반 지팡이를 사용하기도 하지만, 접지면이 고무로 된 일자형의 지팡이가 가장 적당하며, 손잡이는 편안해야 하고, 높이는 환자의 키에 잘 맞춰야 합니다.

접지면이 미끄럽고 불안정한 지팡이는 위험하며, 높이가 환자에게 잘 맞지 않으면 몸과 보행자세가 비뚤어지게 됩니다.

접지면이 네 발로 된 지팡이는 파킨슨병 환자들이 땅을 짚을 때 동시에 닿지 않고 안정성이 떨어지므로 일반적으로 권하지 않습니다.

접지면이 고무로 된 삼각형 모양의 특수 지팡이가 정확하게 땅을 짚는 것이 도움이 됩니다.

간혹 지팡이를 사용하는 환자분들 중에는 불편한 것을 사용하는 분들이 있습니다. 지팡이는 일반적인 일자 모양, 손잡이부분이 둥글게 구부러진 할아버지 지팡이 모양, 90도로 꺾어진 모양 등 다양합니다. 어떤 것이 환자의 보행과 자세에 가장 안정적인지 판단하여 선택해야 합니다.

**미끄럼 방지 지팡이 꼭지** : 눈이 내린 날에는 외출에 좀 더 주의해야 하는데 지팡이 접지면의 고무는 매우 미끄러워질 수 있습니다. 지팡이 접지면에 끼우는 미끄럼 방지 꼭지를 사용하면 좋습니다.

장갑을 껴서 지팡이 손잡이가 미끄러워 불편할 때는 지팡이 손잡이를 뜨개질 천으로 감싸서 사용할 수도 있을 것입니다.

외출시 안전을 위해 지팡이, 보행기, 휠체어, 전동 휠체어 앞뒤에 안전등을 부착하기 바랍니다. 최근에 나온 안전등은 연속 불빛이나 깜박거리는 기능을 가지고 있고 작은 건전지를 사용하는 LED 장치로 오래 쓸 수 있어 좋습니다.

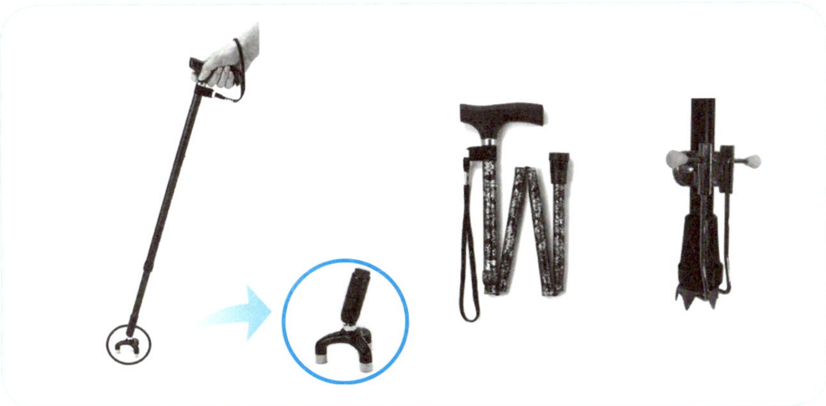

여러 가지 종류의 지팡이

## ● 보행동결과 지팡이 사용

지팡이를 사용하는 것이 보행동결에 도움이 될 수 있는데, 걸음을 걸을 때 지팡이 끝의 뭉퉁한 부분은 어떤 것을 넘어서는 느낌을 주어 보행을 용이하게 해줍니다. 접이식 지팡이를 가지고 다니다 보행 동결시에 지팡이를 펴서 바닥을 톡톡 두드려 보는 것도 도움이 됩니다. 레이저 지팡이도 걸을 때 레이저 불빛 선을 넘어서는 동작을 통해 보행을 좀더 용이하게 합니다.

보행동결 때 앞으로 나가기 어렵다면, 뒤로 한발 물렀다 앞으로 다시 걸어보고, 왼쪽으로 나가기 어렵다면 오른쪽으로 한발 딛었다가 왼쪽으로 걸어보고, 오른쪽으로 나가기 어렵다면 왼쪽으로 한발 딛었다가 오른쪽으로 걸어보기 바랍니다.

파킨슨병 환자가 보행동결이 나타났을 때, 함께 가던 친구나 가족은 환자를 바라보면서 손을 천천히 위아래로 번갈아 흔들어 주기 바랍니다.

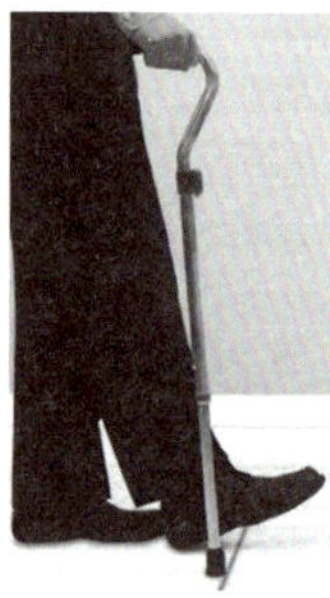

레이저 지팡이(LASCAN : Laser Cane for Parkinson's disease)

레이저 지팡이는 땅을 짚으면 레이저가 켜지고 떼면 꺼지는데, 발 앞에 레이저로 붉은 선을 그어주어 파킨슨병 환자들이 보행동결에서 벗어나고 보폭을 넓게 하는 데 도움이 됩니다. 파킨슨병 환자뿐 아니라 중풍환자의 재활에도 도움이 됩니다.

09

# 지팡이를 짚고도 걸음이 불안합니다. 어떻게 해야 할까요?

지팡이를 사용하고도 보행이 불안정하고 넘어질 위험이 있다면, 보행보조차를 사용할 수 있습니다. 실내에서 주로 사용하는 가벼운 알루미늄으로 된 보행보조차는 앞다리엔 바퀴가, 뒷다리엔 고무가 달려 편리하게 사용할 수 있습니다.

실외에서 사용하는 바퀴달린 보행보조차는 브레이크가 달려 있고 바구니가 있어 물건을 휴대하기 편리합니다. 길을 가다가 쉬어야 할 때 간단히 의자로도 사용할 수 있습니다.

전동휠체어, 스쿠터는 환자가 거주하는 동네 주변, 또는 조금 더 먼 곳도 다닐 수 있게 해줄 것입니다.

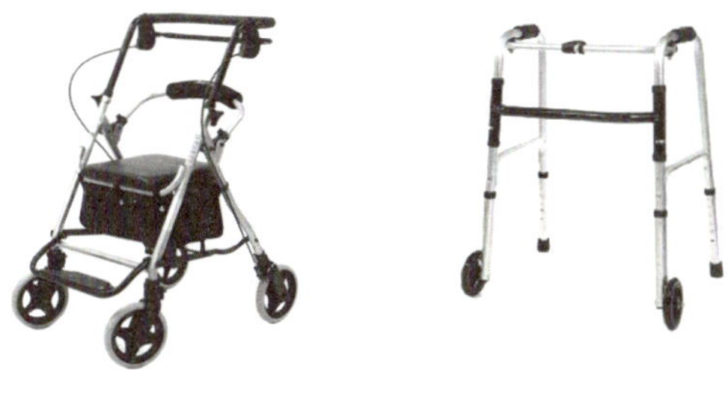

보행보조차

**Tip !** 침대용 이동깔개

침대에 누워지내는 환자를 이동하거나 돌아 눕히는 일은 가족과 간병인에게 힘든 일 중의 하나입니다. 이때 천이나 담요보다 쉽게 미끄러지는 이동깔개를 침대아래에 깔아 쓸 수 있습니다. 끈이 달려있어 옆침대로 옮길 때에도 편리합니다.

- **도우미견** : 파킨슨병 환자에서 도우미견의 활용은 흔하진 않지만, 파킨슨병과 운동장애 환자를 돕도록 훈련이 잘 된 도우미견은 환자가 넘어지는 것을 예방하고 이동을 보조해주며, 정서적으로도 도움이 될 수 있을 것입니다.

제3장

# 파킨슨병 환자의 언어장애

파킨슨병은 손이 떨리고 행동이 느려지며 걸음이 불안정한 운동장애 증상이 나타나는데 이러한 운동느림증은 걸음과 얼굴표정뿐만 아니라 말하기, 글쓰기 등에도 나타나게 됩니다. 이러한 문제들은 파킨슨병 환자들의 일상적 생활에 많은 영향을 미치게 됩니다.

환자들은 가장 먼저 눈에 띄는 운동장애 증상의 치료에 관심을 가지는 반면에 그외 다른 문제들에 대해서는 신경을 덜 쓰는 것 같습니다. 의사소통과 관련된 문제들에도 관심을 가지고 노력한다면 보다 즐거운 생활이 될 것입니다.

## 01

# 말하기가 힘든 것도 파킨슨병 때문인가요?

파킨슨병 환자들은 건강할 때와 달리 다른 사람들과의 대화에서 여러 가지 불편을 가질 수 있습니다.

파킨슨병 환자들은 거의 절반이 마비말장애dysarthria를 가진다고 보고되는데, 이로 인해 말하는 속도가 느려지거나 빨라지고, 문장이 짧아지고, 발음이 부정확하고 말을 반복하기도 하며 목소리가 작아지고 낮아지는 것으로 인해 다른 사람과의 대화에 어려움을 가집니다.

파킨슨병 환자분들 중에는 다른 사람을 만났을 때, 옆에 있는 가족으로 하여금 자신이 해야 할 말을 대신하도록 요구하는 경우가 있습니다. 또 어떤 경우에는 환자분과 같이 온 가족이 환자의 말을 대신하려고 먼저 나서는 경우도 있습니다. 예전보다는 말과 언어에 다소 어려움이 있을지라도 다른 사람과 대화하는 것이 불가능하지 않습니다. 습관적으로 다른 사람이 본인을 대신해서 이야기하도록 해서는 안되며 가능한 자신이 직접 이야기해야 합니다.

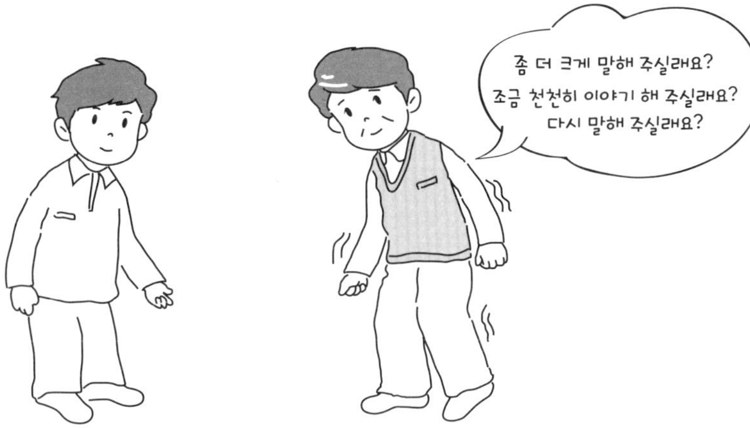
좀 더 크게 말해 주실래요?
조금 천천히 이야기 해 주실래요?
다시 말해 주실래요?

주변 사람들과 이야기할 때 필요하다면, "좀 더 크게 말해주세요.", "조금 천천히 이야기하시지요.", "다시 말해주실래요?"라고 요구할 수 있어야 하고, 상대방에게 "파킨슨병 때문에 제 목소리가 좋지 않네요."라고 직접 자신의 상태를 표현하는 것도 대화 상황에 도움이 될 수 있습니다.

다른 사람과 대화 시에 가장 중요한 것은 말의 속도와 목소리가 아니라 대화의 내용과 대화를 나누고 싶은 마음일 것입니다.

02

# 말이 갑자기 잘 안 나오면 어떻게 해야 하나요?

다른 사람과 대화를 나눌 때 또는 다른 사람 앞에서 말을 할 때, 잠시 주저하게 되거나 말이 막히는 경우엔 당황하지 말고 침착함을 유지하는 것이 필요합니다. 잠시 뒤에는 곧 다시 말을 이어갈 수 있을 것입니다.

말하는 시간이 길어지면 입이 마르고 말하는 것이 더 힘들어지기도 합니다. 물을 미리 준비해서 마시거나, 상대방에게 물을 달라고 요청하는 것도 좋습니다. 또한 깊고 편안한 호흡으로 성대를 이완하면 다시 말을 진행하는 것에 도움이 됩니다.

이 때도 물론, 파킨슨병으로 인해 말이 잘 안된다고 하거나 잠시 쉬겠다고 하거나 또는 물을 마셔야 된다는 등 상대방에게 설명하려는 노력을 하는 것이 필요합니다.

필요에 따라 다른 사람보다 시간이 조금 더 필요할 수 있지만, 중요한 것은 대화를 하는 것이고, 병의 어려움으로 인해 대인관계와 사회활동에 방해가 되어서는 안 된다는 것입니다.

## 03

# 남들이 '표정이 왜 그러냐?', '말 좀 크게 해보라'고 합니다. 어떻게 해야 할까요?

파킨슨병 환자들은 간혹 친구들이나 가족에게 "표정이 왜 그러냐?", "말 좀 크게 해 봐라" 등의 이야기를 듣는다고 합니다.

이것은 가족이나 친구들이 환자의 질병에 대해 잘 알고 있지 못해서 하는 말일 것입니다. 가족이나 친구들에게 "내가 파킨슨병 때문에 그런 것이다."라고 직접 이야기하는 것이 좋은 방법일 것입니다.

환자뿐 아니라 가족과 친구들도 파킨슨병에 대해 잘 아는 것이 필요합니다. 파킨슨병 환자들은 얼굴이 굳어지고 무표정해 보일 수 있고 이로 인해 마치 감정의 변화가 없는 것처럼 보일 수 있으며 지루해보일 수도 있고, 불만이 있는 것처럼 보일 수도 있어서 다른 사람과의 대화에서 오해를 가져오기도 합니다.

하지만 조금 더 대화를 이어간다면 상대방에게 충분히 본인의 마음을 전달할 수 있을 것이고, 고개를 끄덕이는 등의 여러 가지 방법으로 자신의 생각과 감정을 전한다면 의사소통에 큰 어려움은 없을 것입니다.

다음은 얼굴 표정과 말을 좀더 부드럽게 만들 수 있는 자가운동법입니다.

## ● 얼굴 근육 운동법

**효과** 안면 근육 운동으로 파킨슨병 환자의 표정과 말이 자연스러워지는 것을 목표로 합니다.

**방법** 허리를 바로 세우고 의자에 앉거나 서서 얼굴 위에서 아래로 다음 순서에 따라 안면근육 운동을 하루 여러 차례 반복합니다.

1. 이마에 주름을 잡았다 내립니다.
2. 눈을 세게 감았다 최대한 크게 뜹니다.
3. 코를 위로 찡그립니다.
4. 양 볼을 빨아들입니다.
5. '이~'하고 귀방향을 향해 입꼬리를 대각선으로 당깁니다.
6. 입술을 '오'하고 앞으로 뾰족하게 내밉니다.
7. 치아가 최대한 많이 보이도록 입모양을 만듭니다.
8. 볼에 바람을 넣습니다.
9. 휘파람을 불어보거나, 휘파람을 부는 것처럼 입술을 움직여 봅니다.
10. 표정을 크게 하면서 '아 에 이 오 우'를 합니다.
11. 입을 최대로 벌려 큰 동그라미 모양을 만들고, 다시 '오'하고 작은 동그라미 모양을 만듭니다.

## ● 얼굴 근육 마사지

**효과** 얼굴 마사지를 통해 굳어진 얼굴 근육을 풀어주어 표정과 말이 자연스러워지는 것을 목표로 합니다.

**방법** 허리를 바로 세우고 의자에 앉거나 서서 양손을 이용하여 아래 순서에 따라 위에서 아래로 얼굴 마사지를 하루에 여러 차례 실시합니다.

1. 양 이마를 네 손가락을 이용하여 위아래로 문지릅니다.
2. 양 눈 옆 관자놀이를 네 손가락 바닥을 이용하여 둥글게 문지릅니다.
3. 눈 주위를 네 손가락을 이용하여 둥글게 문지릅니다.
4. 턱에서 양 귀 방향으로 뺨을 쓸어 올립니다.
5. 검지손가락으로 코 양 옆을 위로 쓸어 올립니다.
6. 검지와 중지로 윗입술과 아랫입술을 좌우로 문지릅니다.
7. 양 손바닥을 이용하여 얼굴 전면에서 이마 - 정수리 - 뒤통수 - 목까지 쭉 쓸어내립니다.

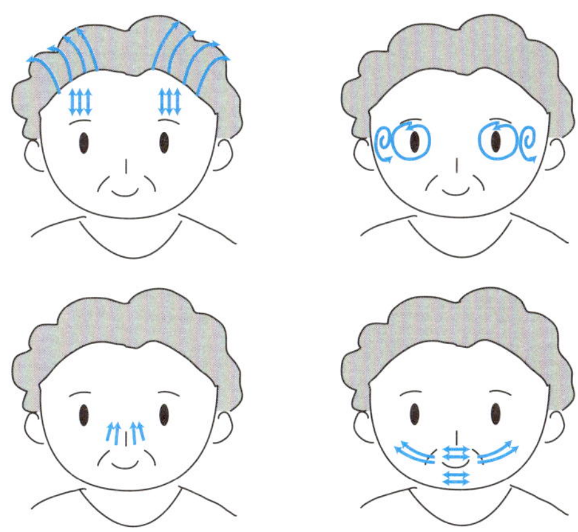

## 04

# 글쓰기가 힘들어졌는데, 도움이 되는 방법이 있을까요?

파킨슨병 환자들은 글씨를 써야 할 상황에 어려움이 크다고 종종 이야기합니다. 이는 파킨슨병으로 인하여 손의 운동조절이 잘 안되어 펜을 잡고 글씨를 쓰는 데 어려움이 있으며, 글씨 크기가 점점 작아지는 '소자증'이라는 증상 때문입니다.

우리의 모든 신체 기능이 그러하듯 글을 쓰는 활동 역시 계속하는 것이 바람직할 것입니다.

아래에 소개하는 몇 가지 방법들은 파킨슨병 환자들이 글을 쓰는 데 도움이 될 것입니다.

1. 글자 쓰기에 어려움이 있는 경우 필순을 꼭 지킬 필요는 없습니다. 예를 들면 "ㅂ"글자를 쓸 때, 세로로 두 번, 가로로 두 번 긋는 것보다, 한번에 "U"자처럼 쓰고 나서 가로로 한번 긋는 것이 편리할 수 있습니다. "ㅅ"을 쓸 때도 펜을 떼지 않고 한 번에 아래에서 위로 위에서 아래로 이어서 긋는 것("∧" 모양)이 편리할 수 있습니다.

❷ 그리기나 색칠하기 활동을 통해 손과 팔의 근육의 힘을 유지하세요. 빈 도화지에 그림을 그릴 수도 있지만, 시중에 나와 있는 성인 또는 아동을 위한 색칠하기 책자를 사용할 수도 있습니다. 평소 그림에 관심이 많지 않던 분들도 새로운 즐거움을 찾을 수 있을 것입니다.

❸ 평소 사용하지 않던 반대 손을 사용하여 글을 써보는 연습을 하는 것도 뇌의 양쪽이 기능하도록 자극하여 도움이 될 수 있습니다.

❹ 잡는 부분이 가볍고 가는 펜보다는 굵은 펜, 무거운 펜이 사용하기 편리합니다. 또한 문구점에서 쉽게 구할 수 있는 연필에 끼우는 고무 손잡이가 도움이 될 수 있습니다. 어떤 분들은 고무 밴드를 볼펜에 감아서 사용하거나 테이프를 감아서 사용하기도 합니다.

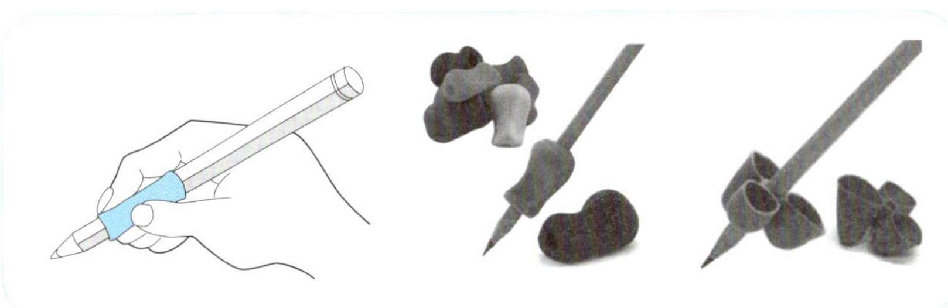

❺ 사무와 관련된 일을 계속해야 하는 환자라면 이름, 주소, 회사명, 전화번호 등이 새겨진 고무인을 준비하여 필요할 때 사용하면 편리할 것입니다. 또한 본인의 간단한 인적 사항(전화번호, 주소 등)이 나와 있는 명함을 제작하여 늘 가지고 다니면 좋습니다.

6 손글씨가 어려운 경우에 컴퓨터를 이용하여 문서를 작성하고 지인들과 이메일을 주고받을 수 있습니다. 자판을 누를 때 손이 미끄러진다면, 미끄러지지 않게 도와줄 수 있는 도구도 판매되고 있습니다. 개인적인 상황에 맞게 직접 만들어 사용하거나 구입하는 것이 가장 좋습니다. 이 역시 가족 또는 보호자가 함께 도와줄 수 있는 일입니다.

# 05

# 다른 사람들과 대화하는 데 도움이 되는 방법이 있을까요?

다음 방법들을 이용하여 자신의 상황에 활용해 본다면, 파킨슨병으로 인한 언어장애, 음성장애 등에도 불구하고 다른 사람들과 더 즐거운 대화를 할 수 있을 것입니다.

❶ 어떤 사람을 만나기 전에, 그 사람에게 말해야 할 중요한 단어나 아이디어를 머릿속에 떠올려보는 시간을 미리 충분히 갖습니다.

❷ 말을 시작하기 전에 심호흡을 하고, 몇 단어를 말한 다음에 잠깐씩 쉬어가며 말을 하면 목소리도 커지고, 끝까지 말할 수 있도록 하는 것에 도움이 됩니다.

❸ 얼굴을 보지 않고 말하는 것보다 상대의 얼굴을 직접 보고 의사소통하는 것이 훨씬 편합니다. 멀리 떨어져 있거나 다른 방에 있는 사람들과 힘들게 이야기할 필요는 없습니다.

4 청력에 어려움이 있다면 내 말이 잘 전달되고, 상대방의 말을 잘 알아들을 수 있도록 가능한 조용한 장소에서 만나세요. 필요하다면 보청기 등을 착용하는 것도 좋습니다.

5 문장을 꼭 길게 말할 필요는 없습니다. 짧은 문장이나 완전하지 않은 문장이더라도 중요한 단어만으로도 메시지를 전달할 수 있습니다. 즉, 핵심 단어만 말해도 됩니다.

6 말을 할 때 입술, 혀, 턱을 크게 움직인다 생각하고 말을 하면, 상대가 보다 잘 이해할 것입니다. 또 말을 많이 하는 것보다 조금씩 천천히 한 글자 한 글자 정확하게 단어를 끝내는 것이 전달력이 좋습니다.

7 여러 사람 앞에서 말을 할 때처럼 긴장이 되거나 잘 할 수 있을지 걱정이 된다면, 하나에서 열까지 숫자를 세고 심호흡을 해보세요.

# 06
# 전화로 대화하는 것이 힘들어졌습니다. 도움이 되는 방법이 있을까요?

파킨슨병 환자들은 운동장애, 언어장애 등 여러 가지 이유로 전화를 사용하는 것이 예전보다 힘들어질 수 있습니다. 집전화기와 핸드폰을 이용하기 편리한 것으로 선택하고 필요한 기능을 익혀서 이용한다면 생활에 많은 도움이 될 것입니다.

1. 먼저 사용하기 쉬운 전화기를 선택하는 것이 중요합니다. 집전화기는 버튼이 크고 볼록하여 누르기 쉬운 것을 선택합니다.
2. 핸드폰도 버튼이 큰 것이 좋고, 스마트폰이라면 화면의 버튼이 큰 것을 선택하고 화면의 글자도 크게 조정하여 사용합니다.
3. 헤드셋을 이용하여 통화하는 것이 편리할 수 있습니다. 손이 자유롭고 주변 소음의 영향을 덜 받을 것입니다.
4. 주변이 소란스럽거나 방해가 되지 않는다면 스피커폰으로 대화를 나누는 것도 좋습니다. 손이 자유롭고, 옆의 다른 사람들도 함께 상대방의 말을 듣고 대화에 도움을 줄 수도 있을 것입니다.

⑤ 수화기의 볼륨을 조절할 수 있는 전화기를 선택하고 볼륨을 크게 조정하는 것이 도움이 될 것입니다.

⑥ 주요 전화번호는 단축 번호 기능을 이용합니다.

⑦ 집전화기에서 유무선 전화기의 내선기능을 이용하는 것도 편리합니다.

⑧ 스마트폰의 경우 자주 사용하는 번호에 사진을 등록하면, 전화를 걸거나 사람을 기억하는 데 편리합니다. 가까운 사람들의 얼굴을 사진으로 볼 수 있는 즐거움도 있습니다.

⑨ 핸드폰의 경우 외출할 때 여유분의 배터리를 충전하여 가지고 있는 것이 필요할 수 있습니다.

⑩ 집전화기, 핸드폰의 여러 기능을 가족들이 설정해줄 수도 있지만, 직접 배워서 사용한다면 더욱 즐거울 것입니다.

## 07

# 파킨슨병 환자의 언어장애에 대해 가족들이 노력할 것으로는 어떤 것이 있을까요?

환자가 파킨슨병으로 인하여 언어장애가 있을 수 있다는 것을 가족이나 주변 사람들이 알고 있는 것이 중요합니다.

1. 환자가 말하는 것을 옆에서 끼어들기보다는, 가능한 본인이 직접 표현하도록 기다려야 할 것입니다.
2. 파킨슨병 환자는 운동에 어려움이 있을 수 있는데 환자의 눈을 바라보고 이야기를 하는 것이 필요하며, 환자의 말을 잘 이해한다고 고개를 끄덕이는 행동을 보여주는 것도 의사소통에 도움이 됩니다.
3. 언어장애가 심해진 환자의 경우라면 "점심 어떻게 할까요?"라는 질문보다는 "점심에 OO식당에서 설렁탕 드실래요, △△식당에서 전복죽 드실래요?"라고 구체적인 정보를 제시해주는 질문을 주고 선택할 수 있도록 하는 것이 좋을 것입니다.
4. 외출이 어려운 환자들은 친구와 가족들이 구체적인 시간을 정해 주기적으로 방문하거나 전화 통화를 해보기 바랍니다.

5. 외출이 힘든 환자들을 위해 핸드폰이나 카메라를 이용하여 가족들의 활동을 사진이나 영상으로 함께 보며 이야기를 나누는 시간을 만들어보기 바랍니다.

# 제4장

# 파킨슨병 환자의 식생활, 삼킴장애

파킨슨병 환자들은 삼킴장애(연하곤란)를 경험하기도 합니다. 건강한 분들과는 달리 삼킴장애가 일어나면 음식을 삼켰을 때, 음식물이 식도로 넘어가지 못해 기도 혹은 폐로 들어가게 되어 식사중 사래에 자주 걸리거나 때론 호흡곤란, 폐렴 등의 증상이 있을 수 있습니다.

음식물 조절과 함께 3장에서 제시된 얼굴근육운동 등을 꾸준히 하며 이와 함께 가족들이 상황에 맞게 도와주면 서서히 삼킴장애가 개선될 수 있을 것입니다.

# 01

# 파킨슨병으로 식품을 구입하는 것이 이전보다 힘들어졌습니다. 직접 물건을 고르고 싶은데 어떻게 할까요?

식품이나 생활용품을 구입하는 것은 우리 생활에서 중요한 부분입니다. 아래의 몇 가지 방법들은 환자들이 쇼핑하는 데 도움이 될 것입니다.

먼저, 이용이 편리한 가게와 이용 시간을 정하는 것이 필요합니다. 환자들에게 사람이 많은 대형 마트에서의 쇼핑은 매우 힘든 시간이 될 수 있습니다. 걷거나 차량을 이용해서 접근성이 좋은 가게를 선택하고, 화장실의 위치, 상품 진열에 대해 미리 알아두는 것도 도움이 됩니다. 몇 가지 물건을 구입하기 위해 한참을 걸어다녀야 하는 대형 마트보다는 소형 매장이 편리할 수 있습니다.

배달서비스나 인터넷 주문 서비스가 도움이 될 것입니다. 도시지역에서만 가능한 일이지만, 최근 인터넷 장보기 서비스를 제공하는 매장들에서는 1만원 정도의 적은 금액의 물건을 구입해도 배송서비스를 해주는 곳도 생겼습니다. 아파트 상가나 슈퍼마켓에서도 배달 서비스를 이용할 수 있을 것입니다.

쇼핑을 가기 전에 미리 사야 할 물품의 목록을 정하고 메모하면 불필요한 시간을 줄일 수 있을 것입니다. 또 구입한 물건을 야채 등의 자연식품, 가공식품, 생활용품 등으로 종류별로 봉지에 담아달라고 하여 가져오면 바로 냉장고로 들어가야 할 식품과 나중에 정리해도 될 물품을 구분할 수 있어 편리할 것입니다.

걸어서 가게를 다니는 경우가 많은 환자라면 작은 손수레나 짐을 담을 수 있는 보행보조차 등을 준비하면 좋습니다.

## 02

# 어떻게 하면 다른 사람 도움 없이 혼자 음식을 준비할 수 있을까요?

음식을 준비하는 일은 일상생활에서 중요한 부분이며, 즐거움일 수 있습니다. 파킨슨병 환자나 노인분들이 음식을 준비하는 데 있어 도움이 되는 방법들을 소개합니다.

기존에 사용하던 음식 조리 기구들은 오래되고 불편한 경우가 많습니다. 오래된 냄비, 국자, 후라이팬 등을 손잡이가 튼튼하고 안전한 새 제품들로 바꾸면 요리하는 데 훨씬 편리할 것입니다. 주방에서 식용류, 참기름, 양념 등이 담긴 병을 열 때, 고무장갑을 끼거나 고무로 된 시트를 이용하면 편리합니다.

도마에서 자른 야채 등을 모아서 옮길 수 있는 납작한 도구Prep Taxi 등을 사용하면 편리합니다. 식재료를 구입할 때 야채나 생선의 경우 미리 손질되고 잘라진 것을 구입하는 것은 약간의 비용이 더 들 수도 있지만 시간과 노력을 많이 줄여줄 수 있습니다.

정리하는 데 시간이 조금 더 걸리더라도 음식을 만들 때의 편리함을 생각해서 평소에 조리기구, 식료품 등을 잘 정리해두는 것이 필요합니다.

배달 음식을 종종 이용하는 것도 좋습니다. 필요한 음식점의 전화번호를 정리해두고 사용하면 편리합니다. 스마트폰에는 인근 지역의 배달음식점을 종류별로 모아두고, 한식, 중식, 분식 등 종류별로 고객 평점과 댓글을 소개하는 어플도 있습니다. 요즘은 '우리 동네 맛집' 등을 소개하는 전단책자가 많이 있습니다. 잘 모아두면 유용하게 사용할 수 있습니다.

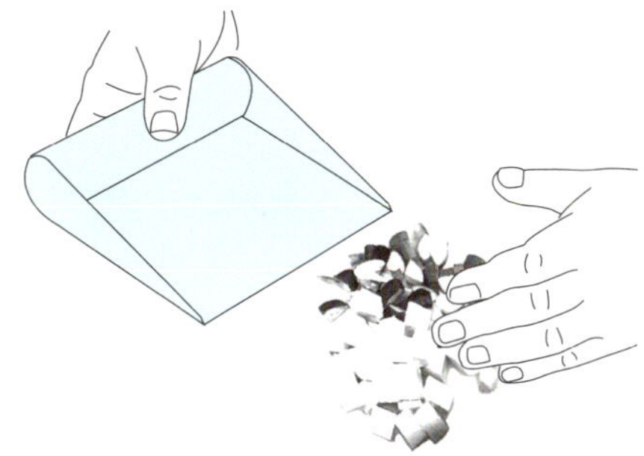

잘게 자른 야채를 모아서 옮길 수 있는 도구(Prep Taxi)

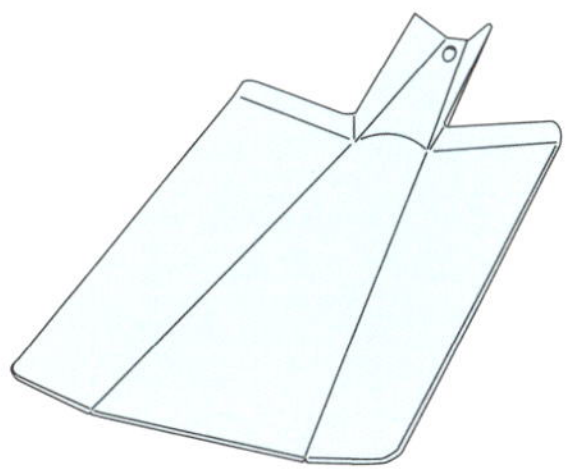

접이식 도마

야채를 도마 위에서 썬 다음 직접 옮길 수 있는 '접이식 도마', '접는 도마' 제품도 있습니다. 영국 제품과 국산 제품이 있으며, 구글이나 포털 사이트에서 검색해보시기 바랍니다.

# 03

## 손떨림이 심해 식기 사용이 어렵고 음식을 너무 자주 흘립니다. 어떻게 해야 할까요?

사용하는 식기는 가벼운 것보다 무거운 것이 사용에 편리하고, 가느다란 손잡이보다 두꺼운 손잡이가 편리합니다.

수저나 포크는 손잡이가 두껍고 무거운 것을 사용합니다. 환자용으로 나온 제품들은 미끄럼을 방지하는 홈이 있거나, 기존 제품에 손잡이만을 끼울 수도 있습니다. 젓가락 사용이 어려운 분의 경우, 에디슨 젓가락이라고 알려진 윗부분이 고정된 젓가락을 사용하거나 젓가락 대신 포크를 사용하는 것도 하나의 방법입니다. 만일 오른손 떨림이 너무 심해 포크도 잡기 힘들다면 왼손으로 포크를 사용해봅니다.

시간이 좀 걸릴 수 있지만 젓가락을 왼손으로 쓰는 것에 비해 포크는 배우기 어렵지 않을 것입니다. 국물을 수저로 떠먹을 때 자주 흘린다면, 움푹 들어간 '우동스푼'을 사용해볼 수도 있을 것입니다.

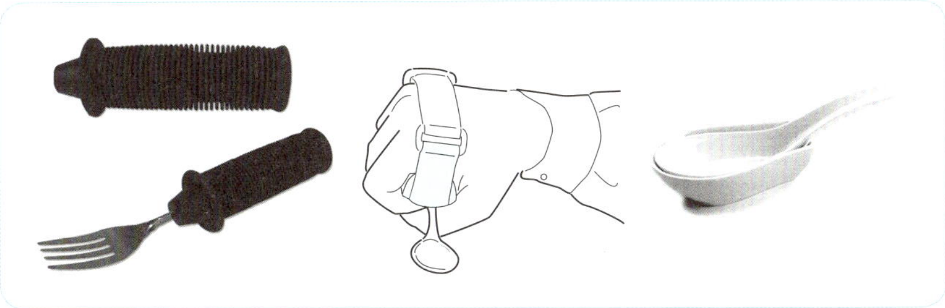

물컵도 무게가 있는 제품으로 선택하는 것이 좋으며, 환자용으로 특수하게 제작된 손잡이가 있는 물컵이나 빨대가 달린 물컵, 손잡이가 양쪽으로 달려 있고 뚜껑이 있는 물컵이 도움이 됩니다.

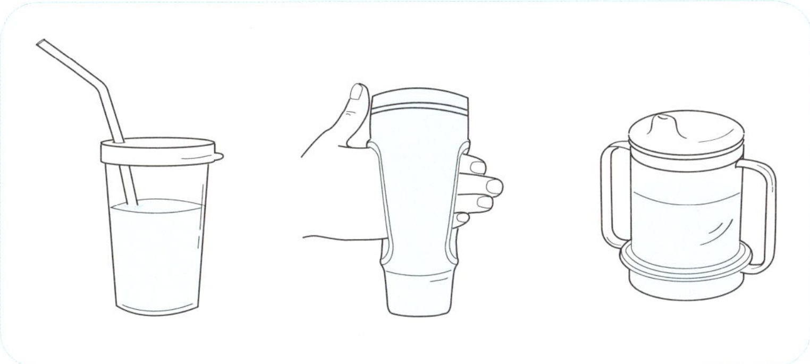

병 뚜껑을 여는 것은 두손을 이용하여 동시에 힘을 주어야 하는 비교적 어려운 작업입니다. 이때는 삼각형 홈에 뚜껑을 대고 병만 돌리면 되는 병따개(한손 병따개)를 이용할 수 있습니다.

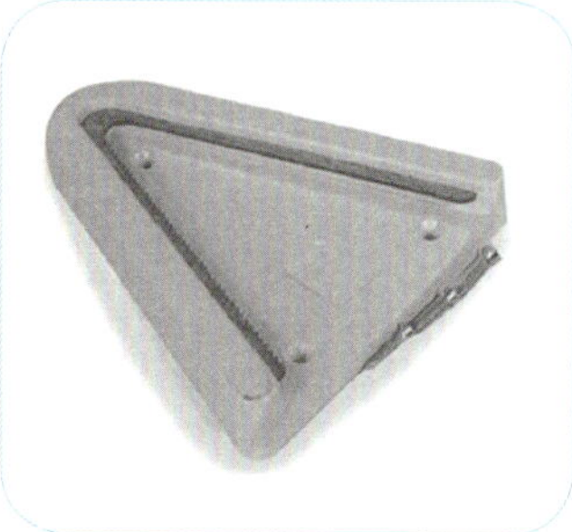

한손 병따개

음식을 먹다가 흘리는 경우가 많아지기 때문에 미리 상의나 무릎에 냅킨 또는 앞치마를 이용하면 좋습니다.

04

# 자주 사래가 걸립니다. 파킨슨병과 관련이 있나요?

파킨슨병 환자의 50%는 병의 경과 중에 삼킴장애연하곤란를 경험합니다. 삼킴장애는 입에서 음식물이 흐르거나 입안, 인두 또는 식도에 음식물이 남아 위생에 문제가 되며, 흡인성 폐렴 등 다른 의학적 문제를 야기할 수 있습니다. 그리고 이 과정에서 자주 사래에 걸리기도 합니다.

파킨슨병 환자에게 삼킴장애가 있다면, 담당의사나 언어치료사와 상의하여 치료방법과 주의사항에 대해 알아보기 바랍니다.

환자가 음식을 삼킬 때 사래가 걸려 기침을 하는 경우, 또는 음식을 바로 삼키지 않고 입안에 계속 물고 있는 경우엔 삼킴곤란 증상이 있는지 살펴보아야 합니다.

침을 흘리는 것이 문제라면, 껌을 씹어보는 것이 도움이 될 수 있고, 의식적으로 입을 다물고 침을 삼키는 것, 말하기 전에 침을 삼키는 것 등도 도움이 됩니다.

- 삼킴장애 환자에서 삼킴 문제를 감소시키기 위한 방법

1. 규칙적으로 식사하고, 식사시간을 여유 있게 잡으세요.
2. 식사 자세는 허리와 목을 세워서 바르게 앉고, 발을 바닥에 붙이는 자세가 좋습니다. 눕거나 뒤로 기울인 자세는 좋지 않습니다.

③ 음식을 넣고 씹고 삼키는 데 집중합니다. 식사하면서 TV를 보거나, 말을 많이 하는 것은 안전한 삼킴을 방해할 수도 있습니다.

④ 한 번에 많은 음식을 먹는 것보다 아침 점심 저녁 식사를 가볍게 하고 중간중간에 간식을 먹는 것이 좋습니다. 때로 식사를 하루 4~5회로 나누어 먹는 것이 더 좋을 수도 있습니다.

⑤ 특히 물 종류를 마실 때 특히 사래에 걸리기 쉬운데 국물이나 음료에 점증제를 활용하면 수분을 안전하게 섭취할 수 있습니다.

⑥ 씹거나 삼킬 때 턱을 밑으로 당기는 자세가 좋습니다. 식사 직전이나 식사 중에 목을 부드럽게 마사지 하는 것이 삼킴에 도움이 될 수 있습니다.

## 05
# 삼킴장애가 있는 환자가 주의할 음식이 있나요?

파킨슨병을 비롯한 여러 질환으로 인해 삼킴장애가 발생한 환자들은 점도가 높고 부드러운 음식을 삼키는 것이 용이하지만, 묽고 잘 흐르는 음식은 삼키기 좋지 않습니다. 질식을 야기할 수 있는 음식들, 삼키기 쉬운 음식들을 기억해두면 도움이 될 것입니다.

### • 주의할 음식

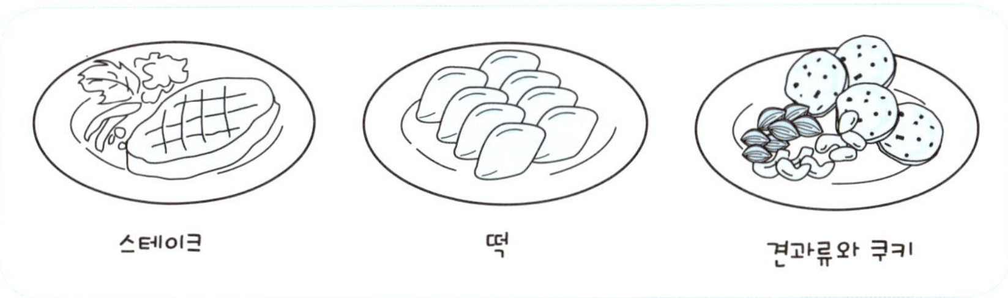


❶ 스테이크 조각과 같은 음식은 고기 덩어리 때문에 질식의 위험이 높은 편입니다. 고기를 갈아서 만든 스테이크(예, 떡갈비 등)로 대신하는 것도 좋은 방법입니다.

❷ 떡과 같은 음식은 충분히 씹고 삼키지 않으면 질식의 가능성이 있으므로 주의를 요합니다.

❸ 땅콩 등의 견과류, 쿠키, 감자 칩 등은 부스러지는 특성이 있어서 먹기에

좋지 않습니다.

4. 신맛이 강한 음료도 삼킴장애 환자에게는 먹기 힘든 음식입니다.

- 삼키기 쉬운 음식

1. 감자나 콩 종류는 믹서기를 이용하여 갈거나 으깨서 적당한 농도를 만들어 먹는 것이 좋습니다.
2. 과일도 요구르트를 섞어 믹서기로 갈아서 먹으면 좋습니다.
3. 유아용 시리얼 같이 유아용으로 나온 제품들은 부드럽고 삼키기 쉽습니다.
4. 빵은 바게트 같이 부스러지는 것은 좋지 않고 부드러운 것을 선택합니다. 작은 조각으로 잘라 충분히 씹어서 먹어야 합니다.
5. 걸쭉한 토마토 주스나 으깬 바나나는 삼킴장애 환자가 먹기 편한 음식입니다.
6. 신맛이 많이 나는 오렌지 주스보다 신맛이 덜 나는 주스가 마시기 편합니다.
7. 알약을 먹을 때에는 찬물보다 미지근한 물이 삼키기 좋습니다.
8. 국이나 음료, 영양을 보충하기 위한 영양식 음료 등을 마셔야 할 경우 점증제를 이용하면 좋습니다.
9. 알약을 삼키기 어려운 경우 가루약으로 만들어 삼키기 쉬운 음식과 섞어 먹을 수 있는지 의사와 상의합니다.

## ● 삼킴장애 환자의 점증제 사용

삼킴장애 환자는 물, 국물 등의 액체를 먹을 때 사래에 걸리고 삼키기가 어렵습니다. 이로 인해 물 종류의 섭취를 제한하게 되면 수분섭취가 부족해지므로 자연식품이나 점증제를 이용하여 걸쭉하게 만들어 먹는 것이 도움이 됩니다.

농도는 요플레 정도가 좋은데, 수저로 기울여 천천히 흐르는 정도가 좋습니다. 점증제를 조금씩 첨가하며 천천히 저으면서 액체의 농도를 맞추도록 합니다.

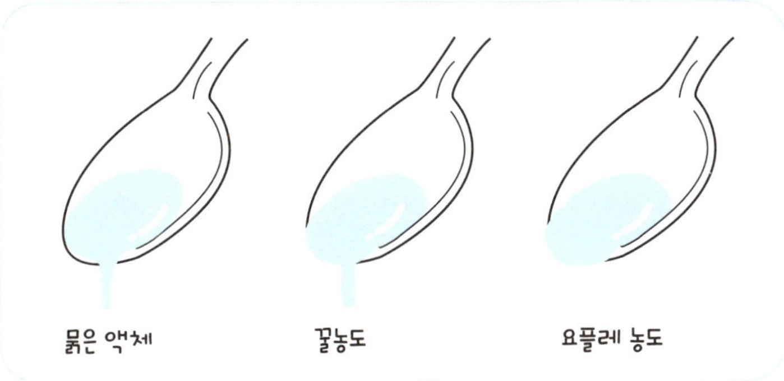


액체의 농도

### 점증제의 구입

**인터넷 쇼핑몰에서 "한천가루" "점증제"를 검색해보면 제품을 구입할 수 있습니다.**

06

# 삼킴곤란의 경우 가족이나 주변사람이 어떻게 도와줄 수 있을까요?

삼킴장애는 영양부족이나 흡인성 폐렴 등 다른 의학적 문제를 야기할 수 있습니다. 환자의 가족이나 주변사람들도 환자의 삼킴에 도움이 되는 방법들을 잘 알고 있는 것이 필요합니다.

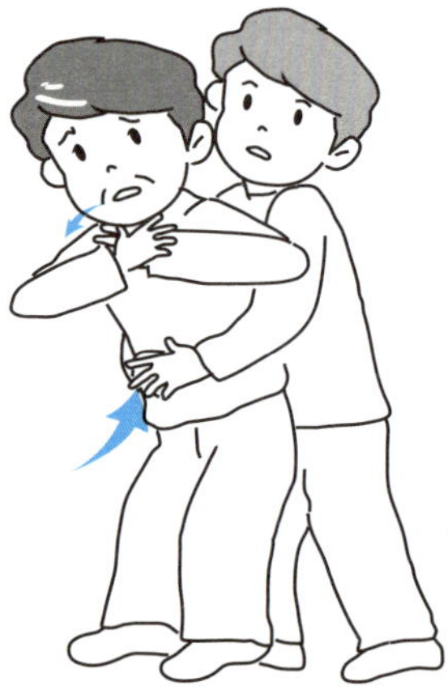

음식이 목에 걸려 질식될 때 시행하는 구급 소생법
목에 걸린 사람 등 뒤에서 오목가슴 부위를 주먹을 쥐고 순간 강한 힘을 가하면 음식이 튀어나온다.

하임리히 구급법

1. 식사 때 TV를 보거나 지나치게 웃거나, 말을 하는 것은 좋지 않습니다.
2. 일반적으로 물이 많은 음식, 딱딱한 음식은 좋지 않습니다.
3. 필요하다면 수분이 많은 음식에 점증제를 사용합니다.
4. 올바른 자세를 유지하게 합니다. 의자에 앉을 때 90도 각도로 앉고 어깨를 약간 앞으로 하며 발은 평평하게 놓아 잘 지지하도록 합니다.
5. 환자의 허리를 세우고 턱을 아래로 하여 바른 자세로 식사할 수 있도록 돕습니다.
6. 함께 식사할 때 환자가 서두르지 않고 충분한 시간을 가질 수 있도록 합니다. 환자가 피곤해질 수 있으므로 중간 중간 쉬면서 천천히 식사하도록 합니다.
7. 음식은 소량씩 제공합니다.
8. 음식은 마비되지 않은 쪽에 넣어줍니다(오른쪽 안면마비가 있다면 왼쪽으로).
9. 음식을 입안에 넣은 뒤 서서히 입 뒤쪽으로 옮기게 합니다.
10. 식사중 마른 삼키기를 하여 입안에 음식이 남아있지 않도록 합니다.
11. 입안의 음식물이 모두 넘어간 것을 확인 후 다음 음식을 줍니다.
12. 응급 상황을 위해서 하임리히 구급법을 의사 또는 전문가에게 배워서 익혀둡니다.
13. 약을 갈아서 먹을 수 있는지 담당의사와 상의합니다.

# 제5장

# 파킨슨병 환자의 **집안 생활**

파킨슨병 환자의 경우 휠체어를 사용하지 않고 스스로 보행하며 생활하긴 하지만 느린 움직임, 떨림 등으로 일상생활에 다소 어려움이 있을 수 있습니다. 집안 공간의 작은 변화에서 시작하여 여러 가지 주변 도구들을 변화시켜줌으로써 파킨슨병 환자들의 독립적인 생활에 훨씬 활력을 줄 수 있을 것입니다.

# 01
# 집안에서의 생활을 위한 주의사항은 무엇이 있나요?

집안의 통로를 잘 치워둡니다. 집안에 복잡한 물건이 많거나 하면 넘어지기 쉽고 다칠 수도 있습니다. 특히 보행하는 통로나 그 주변의 날카로운 물건이나 넘어지기 쉬운 물건, 발에 걸리기 쉬운 물건 등은 다른 곳에 치워둡니다. 가구들의 위치도 이에 맞게 재배치하는 것이 좋습니다.

집안의 조명을 밝게 유지할 수 있도록 해줍니다. 필요한 곳에는 스탠드 등을 활용해서 좀 더 밝게 유지하는 것이 넘어질 가능성을 줄여줍니다.

- 전기 스위치와 조명 리모컨

집안의 조명 스위치는 단순하게 생긴 것일수록 환자가 사용하기에 편리합니다.

스위치를 올리고 내리는 것보다는 전체를 누를 수 있게 된 단순한 '패널 스위치'가 편리합니다. 그리고 현관 등에는 요즘 많이 쓰이는 자동으로 꺼지는 센서 등을 설치하는 것이 좋습니다.

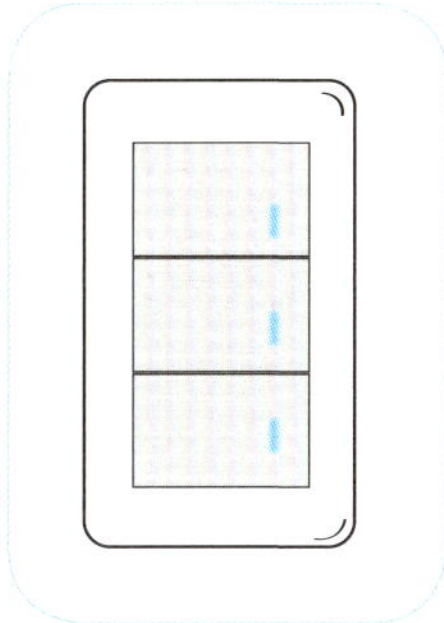

전기 스위치

움직임이 많이 어렵다면 보다 편리한 **조명 리모컨**을 구입할 수 있습니다.

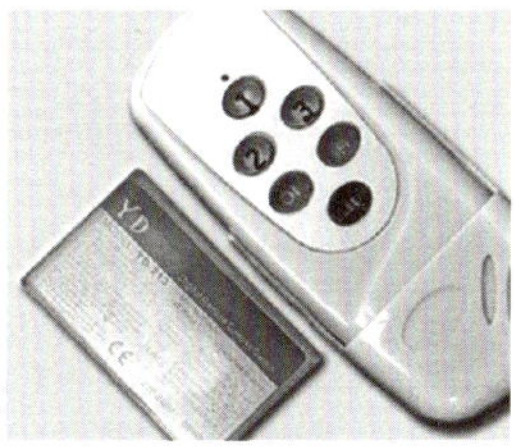

조명 리모컨

조명을 설치하거나 바꾸기 어려운 환경이라면 **야광테이프**를 구해서 필요한 곳에 붙여두거나 하는 것도 좋은 방법이 될 수 있습니다.

### 문손잡이

둥그런 문 손잡이보다는 막대형의 손잡이가 환자들에게는 훨씬 편리합니다. 특히 **막대형 문 손잡이** 중에서는 고무나 실리콘으로 해서 손잡이 부분이 부드러운 제품이 더 편리합니다.

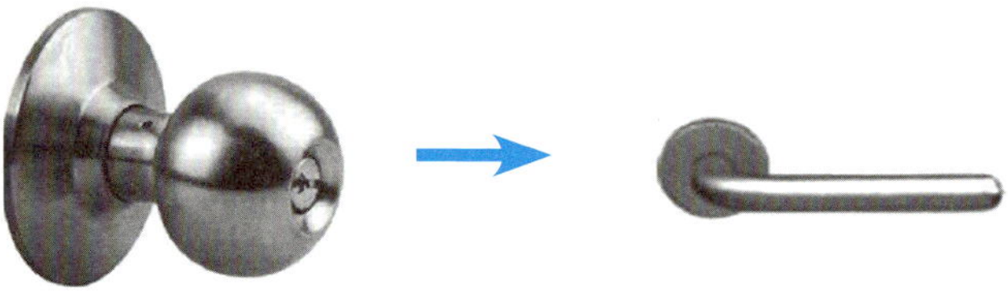

### 현관문 열쇠

요즘에는 열쇠를 사용하는 현관문보다 **버튼식 보안키**가 인기가 있습니다. 파킨슨병 환자에게도 버튼식 보안키가 편리합니다만, 만약에 손 움직임이 여의치 않다면, **리모컨 키**를 이용하거나, **터치키**를 사용하여 가까이 가져가기만 해도 열리는 장치를 활용하면 좋습니다.

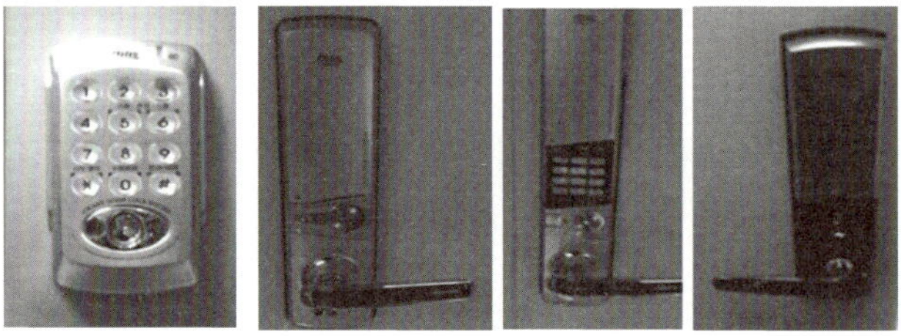

### ● 난간의 설치와 가구 위치 조정

걸음걸이가 많이 불편해지면 다양한 형태의 난간을 집안 곳곳에 설치합니다.

매우 다양한 종류의 난간과 가드레일을 판매하는 곳이 많습니다.

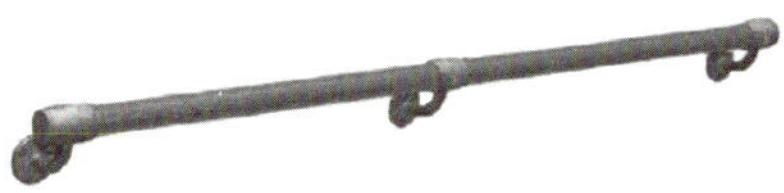

우드가드레일

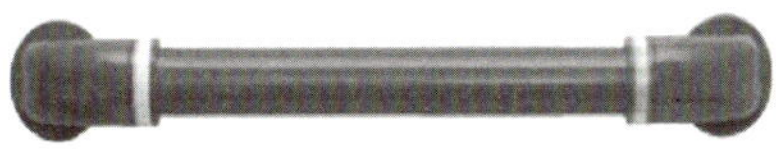

안전손잡이

계단이나 방안 곳곳, 그리고 욕실, 현관 등 다양한 공간에 **난간 손잡이**와 **가드레일**을 설치하기 바랍니다.

손잡이나 가드레일의 설치가 용이하지 않은 곳에서는 집안의 소파나 가구 위치를 잘 재배치하는 것만으로도 도움이 됩니다.

## ● 코너 보호대와 모서리 보호대

책상이나 책장, 식탁 등은 모서리가 날카로운 제품보다는 모서리가 부드럽게 처리된 것을 구입하는 것이 용이하며, 모서리가 뾰족하고 날카로운 제품은 **테두리에 붙이는 코너 보호대**나 **모서리 보호대**를 부착시키는 것이 넘어지거나 부딪칠 때 발생할 수 있는 안전사고를 예방하는 데 좋습니다.

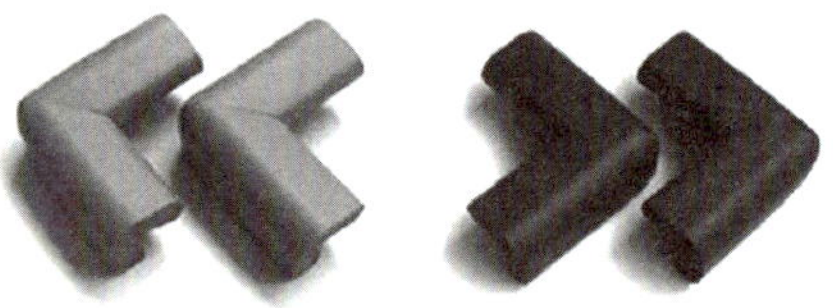

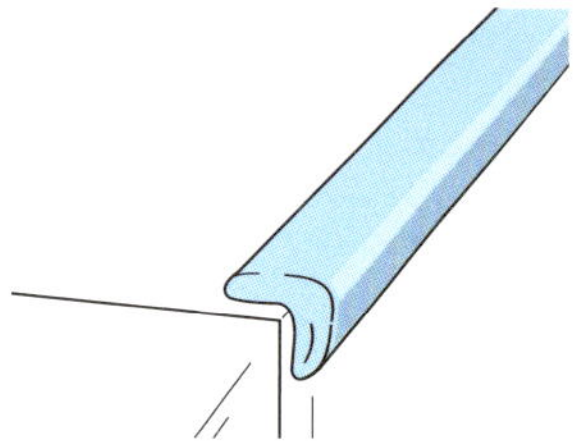

## ● 벽보호매트리스

파킨슨병 환자들 중에는 자신의 의지와 상관없이 종종걸음을 하다가 순간 멈추지를 못해 부딪치는 수가 많습니다. 이런 경우가 있다면 특히 방해가 되는 가구 등을 모두 재배치하는 것이 중요하며, 습관적으로 자주 부딪치는 곳이 있다면 문이나 벽에 매트를 붙여둔다는지 해서 완충할 수 있는 장치를 하는 것도 하나의 방법입니다.

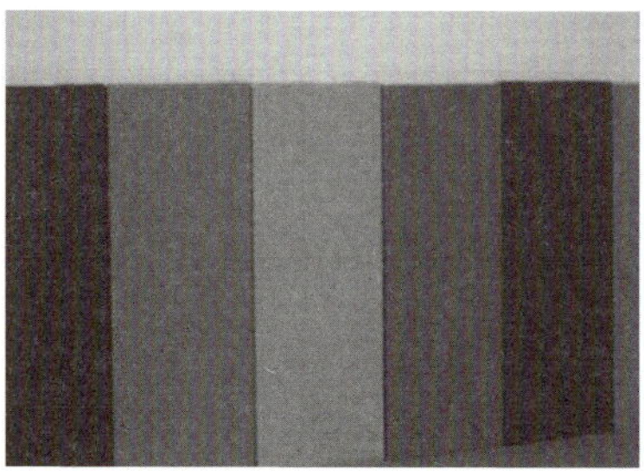

자주 사용하는 물건은 편리한 곳에 보관합니다. 사람은 자신의 눈높이에서 허리 높이 사이가 가장 시야 확보가 잘 되고 편리하다고 합니다. 선반이나 책꽂이에 물건을 둘 때는 자주 쓰는 물건을 눈높이에 보관하는 것이 좋습니다.

불가피하게 자세를 숙이거나 할 때도 있습니다. 이럴 때는 **'다용도 집게'**를 활용하는 것도 하나의 방법입니다.

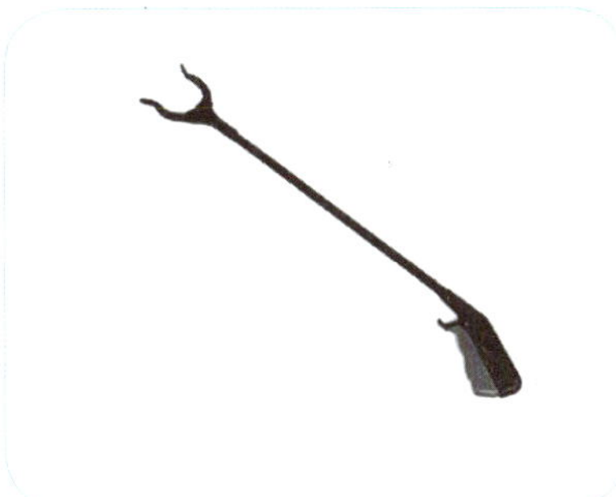

다용도 집게

02

# 거실에서 활동을 위한 주의사항은 무엇이 있나요?

● 바닥의 깔개, 카펫

털이 긴 바닥 깔개는 세탁과 청소가 번거롭고 바퀴달린 보조기를 사용하는 데 어려움이 있습니다. 너무 푹신한 매트리스도 보조기 사용과 보행에 어려움을 줍니다. 어린이들이 쓰는 '놀이방 매트리스'는 세탁 청소가 매우 쉬우며, 물을 흘려도 젖지 않습니다. 또한 소변 등이 묻어도 닦아내기만 하면 깨끗이 세척이 되기 때문에 편리합니다. 색상도 부드럽고 화려해서 정서적으로도 도움이 될 수 있습니다.

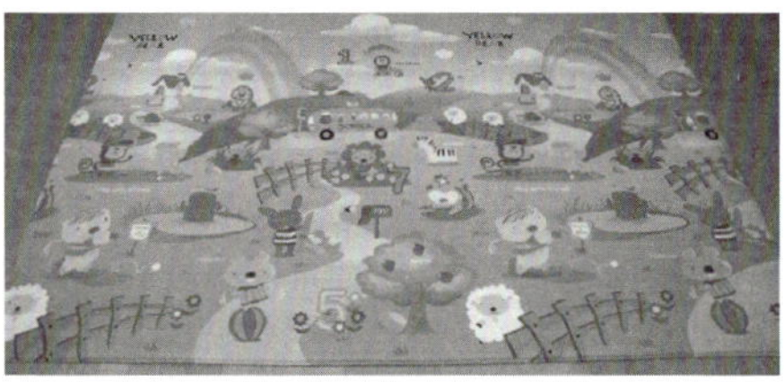

놀이방 매트리스

● 소파

파킨슨병 환자들은 일어서고 앉는 것이 어려운 경우가 많기 때문에 소파의 경우에는 반드시 팔걸이가 있는 것이 좋습니다. 같은 이유로 소파 매트리스 역시 푹신푹신한 종류보다는 다소 단단한 편이 나으며, 짚고 일어설 때 편리한 **무겁고 단단한 소파**가 좋습니다. 천으로 된 제품보다는 천연가죽이나 인조가죽으로 된 제품이 매끄럽기 때문에 환자가 일어서고 앉는 데 편리합니다. 환자가 소파나 의자에서 일어설 때에는 몸을 약간 앞뒤로 움직이다가 탄력을 이용해서 일어서는 것이 쉽습니다.

● TV 보기

**TV 리모컨을 2개** 이상 사용하는 것이 훨씬 편리합니다. 특히 리모컨 하나를 환자 전용으로 정해두고 사용하면, 가족들이 리모컨을 들고 떨어져 앉거나 하더라도 불편없이 사용할 수 있습니다. 파킨슨병 환자는 버튼을 누를 때 정확성이 떨어져 불편함을 느끼는 경우가 있기 때문에 리모컨 중에서는 버튼이 크고 단순한 것이 좋습니다.

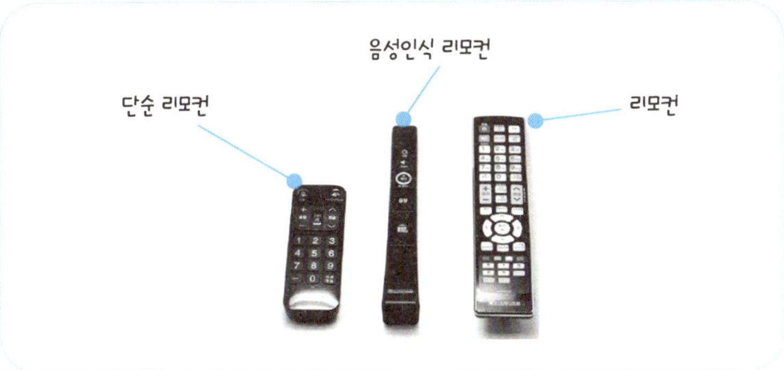

최근에 출시된 제품 중에는 음성인식은 물론, 사용자가 리모컨을 쥔 채로 특정 손동작을 하면 리모컨이 이를 인식하는 '패턴 제스처 기능'이 있는 리모컨도 있으며, 'V 제스처'를 하면 최근 본 목록으로 이동하거나 허공에 숫자를 쓰면 해당 채널로 이동할 수 있습니다. 또한 리모컨 중앙에 마우스 휠과 같은 '휠wheel'이 있어서 화면을 스크롤하거나 확대 축소할 수도 있습니다.

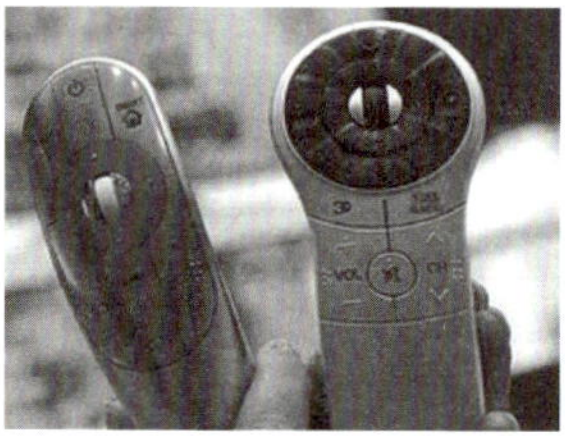

휠 리모컨

## 03
# 욕실에서 활동을 위한 주의사항은 무엇이 있나요?

### ● 미끄럼방지

욕실은 정상 성인에게도 미끄럼 사고가 일어나가 쉬운 공간으로 환자의 안전을 위해서 벽이나 욕조 옆 등 필요한 곳에 안전 손잡이와 가드레일을 설치할 수 있습니다. 또한 미끄럼방지를 위한 '고무매트'나 '미끄럼방지 테이프'를 구입하여 바닥에 두고 쓰면 편리합니다. 욕조 바닥에 부착하여 쓰는 미끄럼방지 매트도 있습니다. 그밖에 욕실 바닥에 두고 사용할 수 있는 목욕의자와 욕조에 들어갈 때 쓰는 발디딤대도 편리하며, 목욕의자와 발디딤대는 미끄럼 방지기능이 있는지 확인하고 구입하도록 합니다.

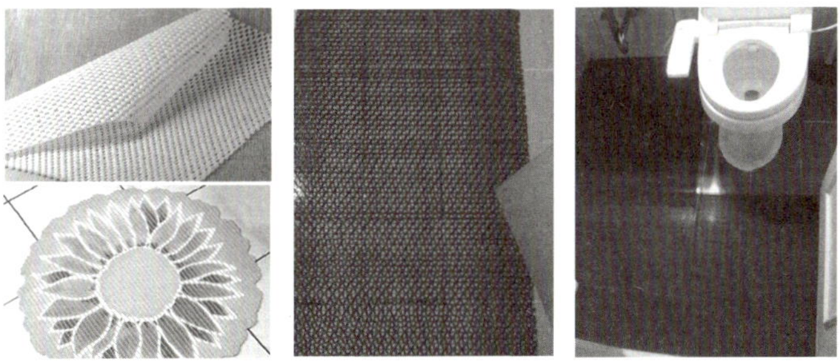

## ● 변기

변기는 좌변기를 사용하는 것을 원칙으로 하며, 일어서고 앉을 때 도움이 되도록 좌변기 옆에 손잡이(가드레일)를 설치합니다. 변기전용 손잡이는 다양한 종류 중에 선택해서 구입할 수 있습니다.

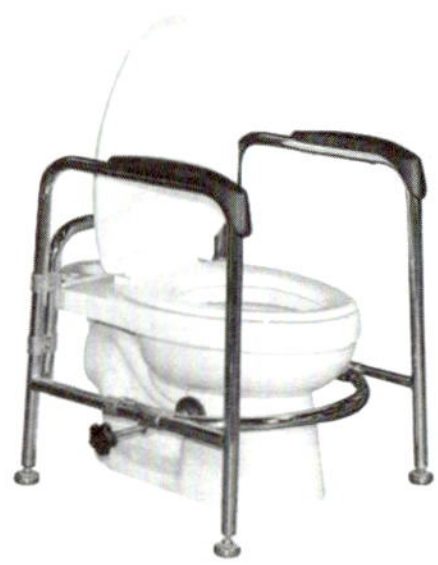

## ● 욕조

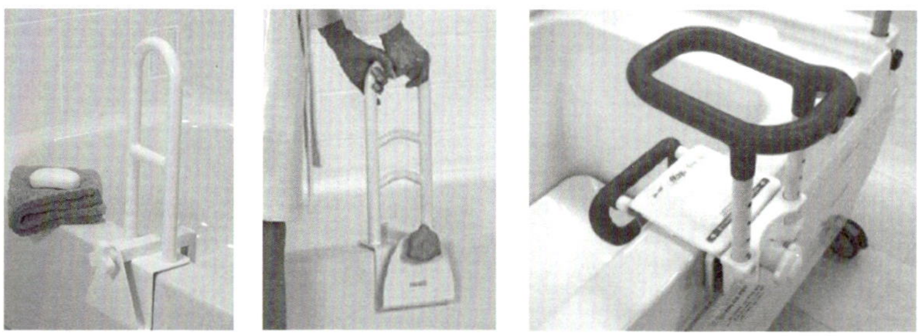

탈부착이 가능한 욕조 손잡이tub rail

욕조에 들어갈 때 넘어지지 않도록 붙잡을 수 있는 탈부착 가능 손잡이를 설치하는 것이 좋습니다.

목욕의자를 구입하여 사용할 수 있습니다.

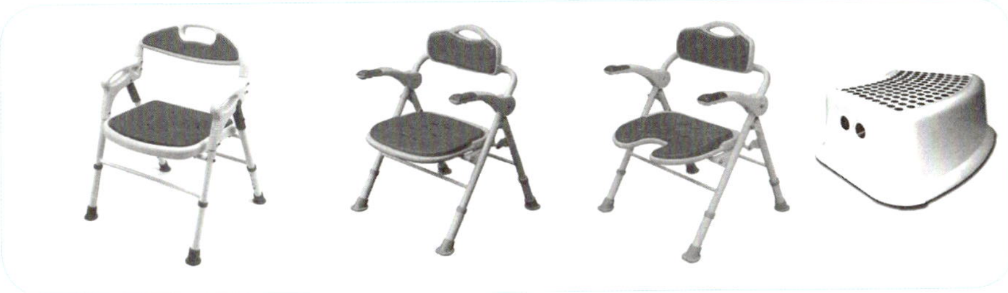

판매되는 제품 중에는 욕조 위에 얹어서 쓸 수 있는 목욕의자도 있습니다. 그 중에는 의자에 앉은 상태에서 욕조에 슬라이딩해서 들어갈 수 있는 것도 있어서 편리합니다.

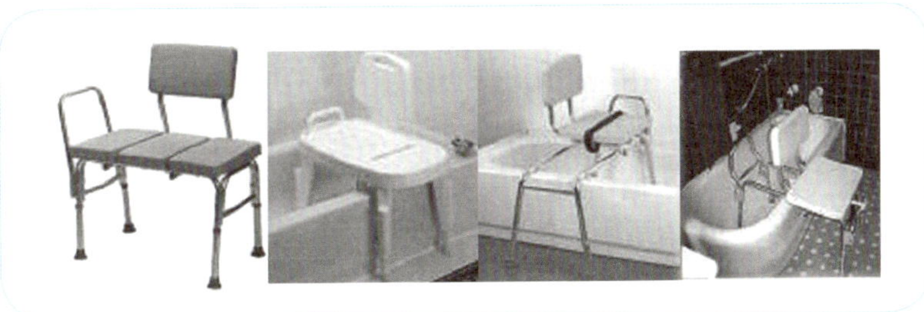

### ● 거울

세면대 옆에는 망원거울(**확대거울**) 달면 얼굴은 단장하거나 면도할 때 매우 편리합니다. 망원거울은 한쪽 면은 일반거울이고 반대쪽 면은 확대거울로 되어 있는 경우가 대부분인데, 매우 유용합니다.

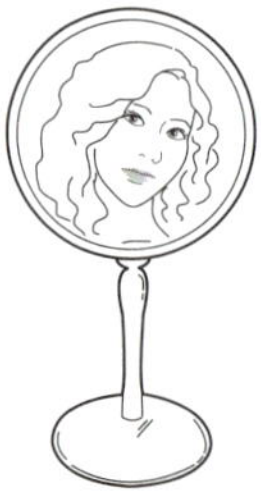

일반경

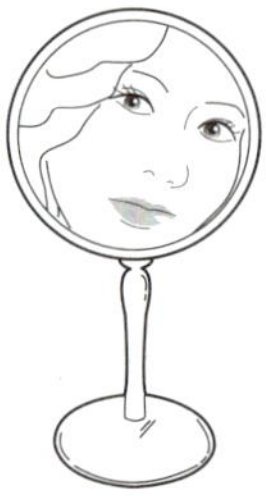

확대경

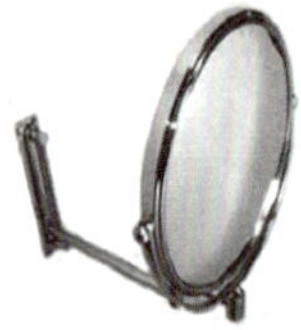

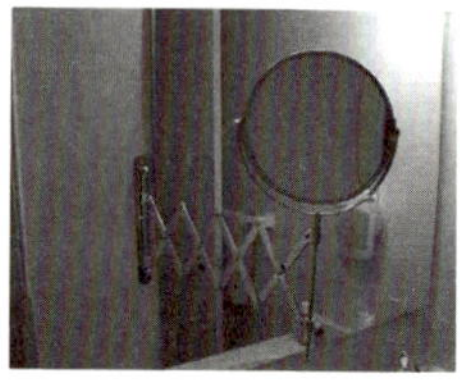

망원거울(확대거울)

환자가 몸이 불편해서 침대에서 오래 생활을 하는 경우라면 주변 환경을 최대한 쾌적하게 만들어주는 것이 좋습니다. 침대를 창문쪽 가까이에 두어 밖을 내다볼 수 있게 해주며, 가족 사진이나 친구와 찍은 사진 액자를 주변에 두게 하거나, 마음을 편안히 할 수 있는 그림이나 예쁜 꽃을 담은 꽃병을 가까이 두는 것이 좋습니다.

또한 침실에 환자가 보는 전용 TV를 설치해두고, 리모컨을 사용하면 편리합니다.

전동 마사지 베개나 족욕기, 안마기를 침대 곁에 두고 사용하면 좋습니다. 환자가 주로 사용하는 물건을 넣어두는 간이 장식장이나 테이블을 침대 머리맡에 두고 물건을 보관하면 용이합니다.

야간에 물을 자주 마시는 경우라면 물병을 침대 맡에 두어야 합니다. 이 경우 대롱이 붙어있는 어린이물병이나 간이마개가 붙어있는 스포츠물병을 사용하면, 무엇보다 야간에 물을 찾다가 엎지를 우려가 없어, 일반적인 머그잔을 사용하는 경우보다 더 편리합니다.

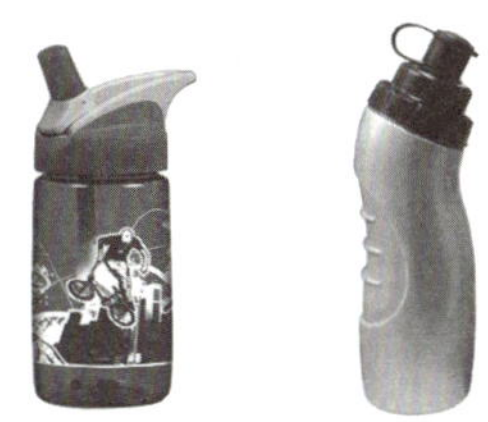

빨대, 마개 등이 있는 다양한 물병들

## 05

# 주방에서의 활동을 위한 주의사항은 무엇이 있나요?

주방은 늘 사용하는 공간일 뿐만 아니라 다양한 음식을 만들어내는 작업공간이고 칼, 수저, 식기, 접시, 각종 다양한 물품이 존재하는 곳이기 때문에 편리성과 안전성을 함께 고려해야 합니다.

서 있기 불편하다면 높낮이 조절 의자를 준비하고, 자주 앉아서 쉬는 것이 좋습니다.

가급적이면 접시나 그릇 등 물건을 높이 쌓아놓지 않는 것이 좋습니다. 접시 등이 한꺼번에 넘어지거나 무너질 우려도 있습니다.

자주 사용하는 물건은 가까운 곳에 보관하는 것이 편리합니다.

### • 냉장고

**양문 냉장고**를 이용하여 냉장실과 냉동실을 **좌우로 사용하는 것이 편리**합니다.

냉장고 안의 물건은 지퍼락과 락앤락 통을 최대한 활용해서 정돈하면 좋습니다. 락앤락과 같은 분리 보관함은 위 뚜껑과 옆면에 내용물에 대한 간단한 메모를 붙여두면 찾기 쉽습니다.

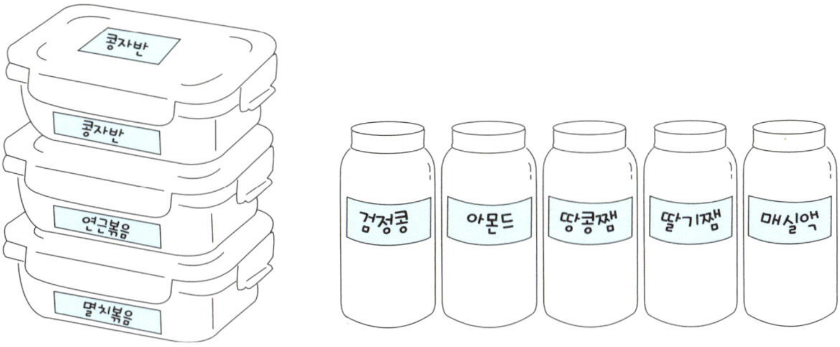


냉장고 안의 물건 보관법

제6장

# 파킨슨병 환자의 외출과 여행

파킨슨병으로 인해 손발이 떨리고, 움직임이 느려지며, 몸이 굳어지는 등의 운동 증상들과 우울감, 인지기능 등의 장애는 외출과 운전, 여행 등 일상생활에서 많은 제한을 가져올 수 있습니다.

하지만 긍정적인 생각과 구체적인 노력으로 일상생활에서 할 수 있는 일과 방법을 찾는다면 당신이 생각하는 것보다 더 많은 일을 즐겁게 할 수 있을 것입니다.

파킨슨병 환자 본인과 가족들이 아래에 소개하는 구체적인 방법들을 시도하고, 응용하여 상황에 맞는 방법을 찾아간다면 많은 도움이 될 수 있을 것입니다.

## 01
# 파킨슨병 환자는 외출하는 것을 줄여야 할까요?

대표적인 퇴행성 신경질환의 하나인 파킨슨병 환자들은 운동장애, 인지장애, 감정의 변화 등으로 인해 병에 걸리기 전보다 활동이 줄어들기 쉽습니다.

파킨슨병 때문에 일부러 외출이나 활동을 줄일 필요는 없으며, 노력을 통해 직업활동, 취미활동 등을 계속해 나갈 수 있습니다.

다음에 소개하는 외출 계획 세우기, 식당 예약하기, 휴대품 챙기기 등의 방법을 생활에 적용해 보시기 바랍니다.

### ● 파킨슨병 환자의 외출

#### 외출 계획 세우기

외출을 하기 전에 조금 시간을 내서 오늘 외출해서 해야 할 일들이 어떤 것이 있는지 생각해보는 시간을 가지시기 바랍니다.

처리할 일, 들러야 할 곳이 여러 곳이라면 어떤 순서로 일을 처리할지, 어떤 순서로 들러야 할지를 정하고 그런 다음 출발하도록 하십시오. 메모지에 적어서 들고 나가는 것이 좋은 방법입니다.

특히, 우체국이나 은행처럼 시간제한이 많은 곳은 생각하여 계획하고, 월말 등 은행 업무가 밀리는 날은 피하는 것도 도움이 됩니다. 처리할 일이 많다면 중요하지 않은 일은 메모지의 아래에 적어서 시간이 부족할 때는 다음 외출로 미루도록 하십시오.

### 교통카드, 돈 챙기기

지하철이나 버스를 이용할 때 교통카드가 없으면 매우 불편합니다. 외출전 교통카드를 챙기고, 계산할 때 돈이나 카드를 쉽게 꺼낼 수 있도록 가방이나 주머니에 별도로 준비를 해두십시오.

### 식당, 극장 예약하기

오랜만에 친구와 식사 약속이 있다면, 미리 적당한 음식점을 정한 후 자리를 예약해 두는 것이 좋습니다. 우선 바닥에 앉는 좌식 테이블보다 의자에 앉는 자리가 훨씬 편리할 것입니다. 또 테이블 간격이 좁은 곳이라면 바깥자리를 예약해 놓아서 들어갔다 나오는 데 어려움이 없도록 하십시오.

만일 휠체어를 타고 있다면, 테이블 공간과 이동을 위한 공간이 충분히 여유가 있는지를 확인해두는 것이 필요할 것입니다.

극장에서도 휠체어 이용 좌석을 알아볼 수 있으며, 공간이 넓고 이동이 용이한 맨 앞이나 중간의 통로 좌석이 편리할 것입니다.

### 물티슈나 손세정제 사용

외출을 하면 손을 씻어야 하는 경우가 종종 생기는데, 보행과 이동에 어려움이 있는 파킨슨병 환자들에게는 다소 불편함을 초래합니다. 이럴 때

물티슈나 손 세정제를 가지고 다니면 편리한 점이 많은데, 식당, 공원 등의 장소에서 손이나 얼굴을 씻고 싶을 때 유용할 것입니다. 요즘은 항균 기능이 포함된 제품도 많이 나와 있어 감염 예방에도 도움이 될 것입니다.

### 휴대폰 사용

가족이나 친구들과 외출을 했을 때 혼자 잠시 멈춰 쉬고 싶거나 동행인들과 거리가 멀어졌을 때 휴대폰은 매우 유용할 것입니다. 함께 외출한 가족이나 친구의 전화번호를 등록해서 필요할 때 바로 연락하도록 하고, 급할 때 사용할 전화번호를 미리 등록해두면 외출이나 여행 시에 마음도 편하고 유용하게 사용할 수 있을 것입니다. 또 휴대폰을 가방이나 옷 주머니 어디에 두는 것이 편리한지 정하십시오.

### 의자가 달린 지팡이 사용(지팡이 의자)

길을 걷거나 공원, 박물관, 마트 등을 가게 되었을 때, 잠깐씩 쉬고 싶은 경우 의자가 달린 지팡이는 파킨슨병 환자들에게 유용할 수 있습니다.

걸을 때는 지팡이로 사용하고, 쉴 때 적당한 의자가 없다면 지팡이에 달린 의자를 펴서 앉아 쉴 수 있습니다. 파킨슨병 환자들에게 편리할 것으로 생각되어 소개합니다.

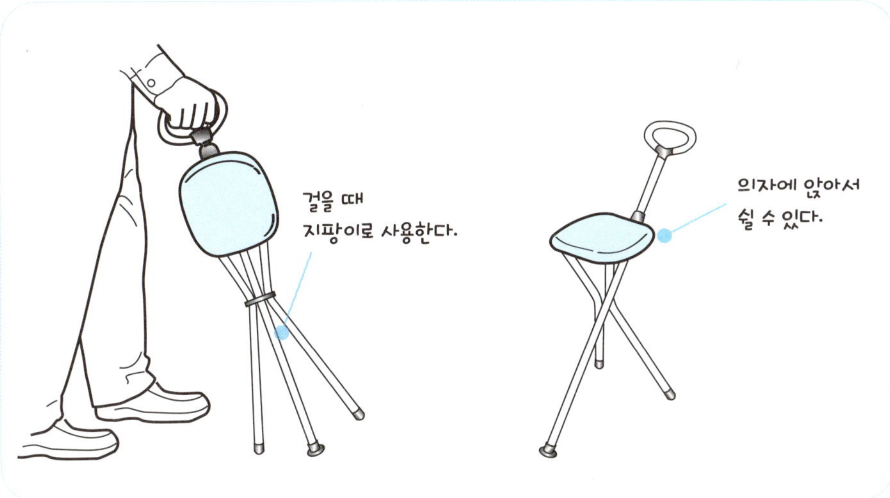


지팡이 의자

## 02

# 파킨슨병 진단을 받았는데 운전을 해도 되나요?

파킨슨병은 신경 퇴행성 질환의 하나로 손발이 떨리고, 움직임이 느려지고, 근육과 관절이 굳어지는 등의 운동장애를 나타내며, 시간이 흐르면 인지기능장애가 나타나게 됩니다. 이러한 파킨슨병의 증상들과 파킨슨병에 사용되는 일부 약물들은 지각과 반응 시간에 영향을 주어 운전능력을 떨어뜨릴 수 있습니다. 운전을 해도 되는지, 복용하고 있는 약이 운전에 영향을 주는지에 대해서는 의사와 상의를 하는 것이 필요합니다.

단지 파킨슨병을 앓고 있고, 진단받았다고 하여 모두가 운전을 할 수 없다는 것은 아닙니다. 증상의 특징과 정도에 따라 결정될 수 있을 것이며, 진료 의사와 상의하여 결정하기 바랍니다.

운전을 계속해오던 환자가 운전을 하지 못하게 되는 것은 활동의 제약을 가져오고 환자들은 쉽게 받아들이기 힘들어 합니다.

가족들의 만류에도 불구하고 어떤 환자들은 운전을 계속하겠다고 고집을 피우기도 합니다. 파킨슨병을 가진 환자 가족이 운전에 대해 걱정한다면, 담당 의사와 상의하는 것이 적절한 판단을 하는 데 도움이 될 것입니다. 환자가 신뢰하는 의사의 조언은 환자를 이해시키고 설득하는 데 도움이 될 수 있을 것입니다.

## 03
# 운전할 때 차에 타고 내리는 것이 불편합니다. 도움이 되는 장치나 방법이 있을까요?

노인인구가 증가하면서 과거에 비해 노인 운전자가 크게 증가하였습니다. 다음에 소개하는 도구들이 조금 생소한 점도 있지만 운전자들에게 많은 도움이 될 수 있을 것이라 생각됩니다.

파킨슨병 환자가 운전을 할 수 있을지는 담당 의사와 상의하여 결정해야 할 일이지만, 일반적으로 운동장애가 있는 환자들이나 노인들이 자동차를 운전할 때 아래의 방법들은 유용할 수 있습니다.

### ● 노인 운전자에게 도움이 되는 도구들

#### 비닐 시트 또는 깔개의 사용

자동차 시트는 헝겊이나 가죽, 비닐 등 재질이 다양한데, 헝겊보다는 비닐이나 가죽 재질로 된 시트가 몸을 돌려 타고 내리는 데 편리합니다. 타고 내리기 편리하도록 매끄러운 재질의 특수 방석을 이용할 수도 있고, 적당한 비닐을 깔아 이용하는 것도 도움이 됩니다.

## 안전벨트 연장장치의 사용

자동차 안전벨트 연장장치를 사용하면 벨트를 매거나 풀 때 편리할 것입니다.

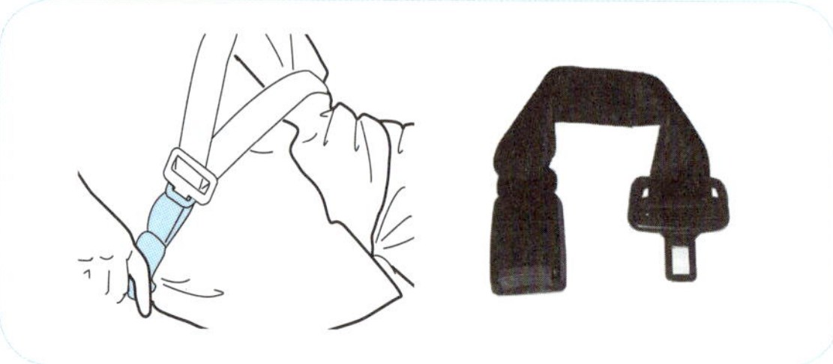

안전벨트 연장장치

## 창문 걸이 손잡이나 문틀 꽂는 손잡이 사용

버스나 지하철에서 흔히 볼 수 있는 것과 같은 손잡이를 자동차 문틀에 걸거나, 차량 프레임의 문 잠금장치(네모난 고리부분)에 꽂았다 뺐다 할 수 있는 튼튼한 손잡이 장치는 타고 내릴 때 도움이 됩니다. 제품은 인터넷을 통해 구입할 수 있습니다. 구글에서 '차량용 손잡이'라고 검색하시면 제품을 찾으실 수 있습니다. 'Carmate' 라는 일본 수입 제품이 나와 있습니다.

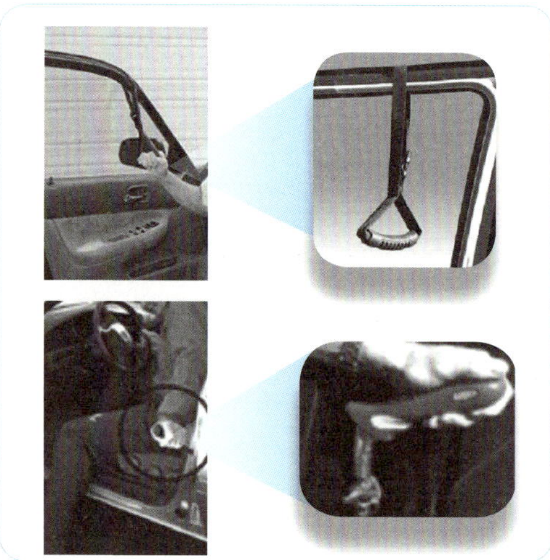

자동차 창문에 거는 손잡이
Carmate CD4 (위)
자동차 문틀에 꽂는 보조 손잡이
Handybar (아래)

### 휠체어 리프트 사용

휠체어나 전동휠체어가 직접 올라갈 수 있는 자동차 리프트 장치를 이용하면, 휠체어에서 내려 차에 타야하는 불편을 줄일 수 있습니다. 지방자치단체에서 운영하는 장애인 이동서비스를 알아보고 이용하는 것도 좋은 방법일 것입니다.

### 장애인 등록 이후 장애인 주차 등 편의 이용

장애 등록을 할 경우 장애의 종류와 정도에 따라 세금감면, 전용 주차공간의 이용 등을 통해 운전, 외출 등에 도움을 받을 수 있을 것입니다. 장애인 등록에 대한 것은 주민센터 담당직원과 상의할 수 있습니다.

04

# 파킨슨병 환자가 장거리 여행을 해도 될까요?

파킨슨병 때문에 장거리 여행이나 해외여행을 안할 이유는 없을 것입니다. 여행 장소와 일정을 고려하여 꼼꼼하게 준비한다면 보다 편안하고 즐거운 여행이 될 것입니다.

장거리 여행 준비에서 도움이 되는 몇 가지를 소개합니다.

### 목베개 사용

버스나 승용차로 장거리 여행을 한다면 목이 뻣뻣해지고 오래 앉아 있는 것이 힘들어집니다. 이때 U자 모양의 목베개를 사용하는 것이 도움이 될 것입니다.

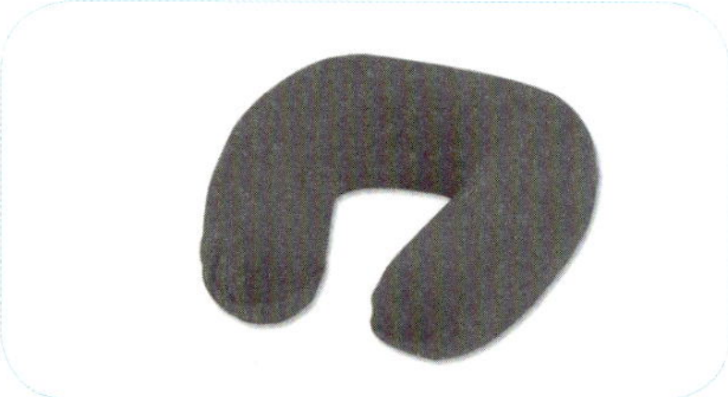

U자 모양의 목베개

### 여벌옷의 준비

식사 때 음식물을 흘릴 때 등을 대비하여 여벌옷을 준비하는 것이 좋습니다.

### 자동차용 전기 담요, 자동차용 냉장고 사용

최근 야외 활동, 캠핑 등이 많아지면서 자동차 운전석 쪽에 있는 전원 장치cigarette lighter를 이용하는 자동차용 전기담요, 자동차용 냉장고 등이 시중에 많이 나와 있습니다. 추위를 많이 타는 사람이나 시원한 음료가 필요한 경우 사용할 수 있을 것입니다. 가벼운 재질의 아이스팩 가방도 도움이 될 것입니다.

### 가방 준비와 짐 싸는 방법

장거리 여행에서 신경 쓰이는 것 중 하나가 짐이 많아지는 것입니다. 어깨에 걸치거나 손으로 드는 가방보다는 바퀴달린 여행 가방이 편리하고, 필요하면 바닥에 놓고 앉을 수 있는 것이라면 더 좋을 것입니다. 가방은 되도록 가볍고 내구성 있는 것으로 선택하고, 색깔이 밝은 것이 단체 여행객의 가방들 중에서, 또는 공항에서 짐을 찾을 때 훨씬 편리합니다.

또 짐을 쌀 때는 여러 가지 크기의 지퍼팩을 이용하여 소품이나 옷을 분류하여 정리해가면 도움이 될 것입니다.

### 약 챙기기

여행 중 잊지 말아야 할 것이 복용하던 약을 챙기는 일입니다. 복약을 위해 가벼운 플라스틱 컵과 빨대를 챙기면 도움이 될 것입니다.

타지에 머무는 기간이 길어져 진료와 처방이 필요할 경우라면 현재 복용하고 있는 처방전과 담당의사의 소견서를 가지고 가는 것이 좋습니다.

## 05

# 파킨슨병 환자가 비행기 여행을 해도 될까요?

앞서 말한 것처럼 파킨슨병 환자가 비행기를 타는 것이나 해외여행을 피해야 할 이유는 없습니다.

편리한 여행을 위해서 도움이 되는 몇 가지를 방법을 소개한다면, 항공기를 예약할 때 필요한 경우 저지방식이나 채식위주의 식사를 사전에 요구할 수도 있습니다. 특별히 냉장보관이 필요한 약품이나 주사약을 휴대해야 한다면 가볍고 작은 아이스박스(플라스틱 외에도 가방에 넣을 만큼 작은 아이스팩을 인터넷의 캠핑용품 관련 매장에서 흔히 구할 수 있음)에 아이스팩이나 얼음주머니를 넣어 해결할 수 있고, 장시간 비행을 한다면 승무원에게 보관을 부탁하면 됩니다.

그리고 화장실에 자주 가야 한다면 화장실과 가까운 좌석을, 발을 뻗을 공간이 필요하다면 출입문 바로 옆의 여유로운 좌석을 예약할 수도 있을 것입니다.

승무원들이 지팡이나 가방 등 소지품을 정리하는 데 도움을 줄 수 있을 것이고, 공항에서는 보행에 어려움이 있는 승객들을 위한 휠체어 이동 도우미 서비스를 제공받을 수 있습니다.

## 06
# 휠체어를 이용하는데 호텔 이용이 가능할까요?

휠체어를 타는 환자라면 호텔이나 숙소를 예약할 때 미리 휠체어 이동이 편리한 방을 배정하면 좋습니다.

호텔에 체크인할 때 관리인에게 편리한 식당 좌석, 가방 이동 등 필요한 사항에 대해 적극적으로 요청하기 바랍니다.

본인이 사용하는 휠체어 폭을 줄자로 재어서 크기를 적어둔 메모지를 가지고 다니면서, 호텔에 체크인할 때 호텔방문, 화장실문, 엘리베이터의 폭이 충분한지를 먼저 확인해달라고 하면 편리합니다.

# 제7장

# 파킨슨병 환자의 옷입기와 위생관리, 취미생활

이번 장에서는 운동 증상 때문에 몸을 말끔하게 유지하기 어려운 환자를 위하여 가족들의 도움은 줄이고 최대한 스스로 할 수 있는 씻기 방법과 세련되게 옷 입는 법을 알려 주어 일상생활을 해나가는 데 시간과 노력을 아껴주고 자신감도 생기도록 도와줄 것입니다.

몸을 잘 가꾸기 위해서는 다음 세 가지 원칙은 꼭 지키도록 합니다.
첫째, 약이 잘 작용하고 있을 시점에 맞춰서 실행하도록 계획합니다.
둘째, 여유롭게 시간을 가져서 촉박하지 않도록 합니다.
셋째, 더욱 안정된 상태를 유지하기 위해 팔걸이가 있는 의자에 앉도록 합니다.

01

# 미끄러운 비누와 샴푸 사용 시 안전하고 편한 방법은 없나요?

**줄이나 그물망**으로 비누를 매달아 사용하면 비누를 떨어뜨릴 염려가 없게 됩니다. 샴푸는 **펌프 타입 제품**을 사용해야 놓칠 가능성이 적고 쉽게 이용할 수 있으며, 스폰지에 짜서 머리에 문지르게 되면 직접 눈으로 흘러 들어 가는 것을 막을 수 있게 됩니다.

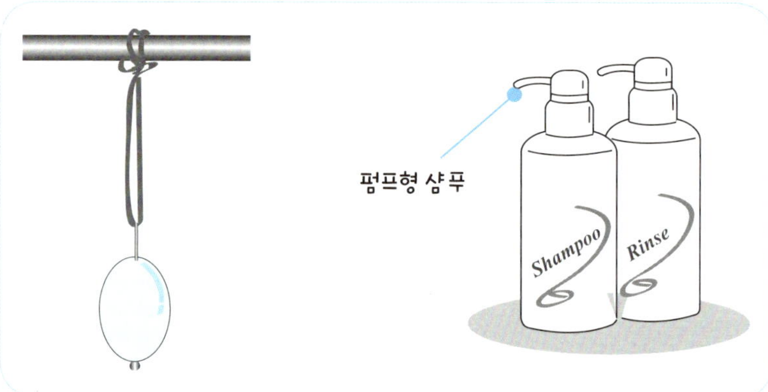


### • 손발톱 관리법

손발을 **씻은 직후에 깎아야** 손발톱이 부드럽기 때문에 덜 부러져서 깎기가 쉽고 안전합니다. 혼자서 하기가 힘들다면 가족이나 네일관리사에게 부탁하도록 합니다.

02

# 양치질은 어떻게 하면 될까요?

의자에 앉거나 화장실 선반에 팔꿈치를 걸치면 양치시 어깨가 덜 지치게 됩니다. **전동칫솔**을 이용하면 칫솔 사용이 보다 쉽고 더욱 꼼꼼하게 양치질을 할 수 있습니다. 양치 후 구강 청결제를 이용해 마무리하면 더욱 깨끗한 양치 효과를 얻게 됩니다. 또한 구강청결을 위해 식후 입안을 헹궈주는 것이 간단할 뿐만 아니라 다른 건강문제를 야기하는 것을 예방하기에도 좋습니다. 식후에 남아 있는 음식물이 가끔은 기도로 넘어가서 흡인성 폐렴 등을 유발할 수도 있습니다.

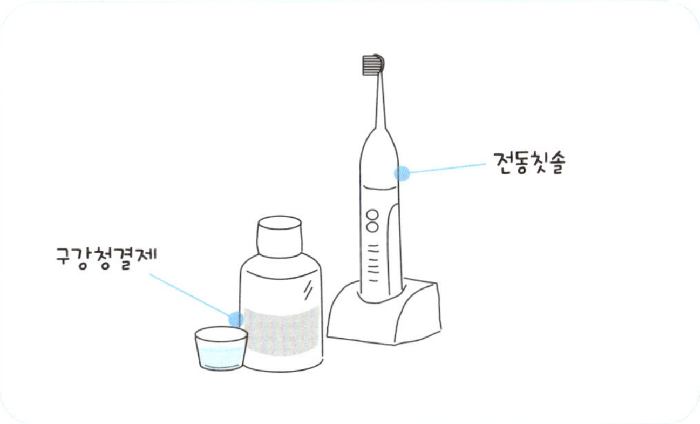

### ● 면도를 안전하게 하는 방법

잡기에 편한 자신에게 맞는 **전기면도기**를 이용하면 쉽고 안전하게 면도를 할 수 있습니다. 가까운 전자제품 매장에 방문해서 직접 쥐어 보고 작동시켜 본 후 가장 부담이 없는 제품을 선택하면 됩니다.

### ● 편리한 헤어드라이기

안정적인 아랫받침과 움직일 수 있는 목을 가진 **붙박이형 드라이기**를 사용하면 원하는 부위를 고개를 돌리거나 몸을 움직이는 것만으로도 쉽고 안전하게 두발을 건조시킬 수 있습니다. 세기는 되도록 약하게 하고 시간을 조절하면 모발과 두피에 손상을 적게 줄 수 있습니다.

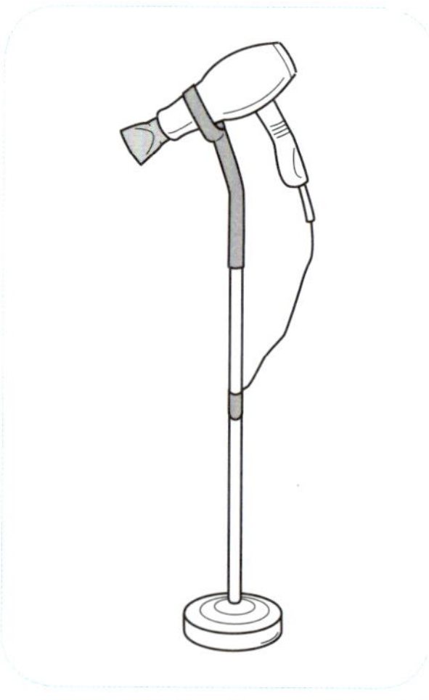

붙박이형 드라이기

## 03
# 옷을 편하고 쉽게 입는 방법 좀 알려주세요.

지퍼나 단추 대신에 고무재질의 허리띠나 벨크로(찍찍이)로 된 옷을 선택하며, 한 사이즈 큰 옷을 구입하는 것이 옷을 입고 벗기에 편리합니다. 넥타이는 미리 묶여 있어 목에 걸고 당겨만 주면 되는 제품을 사용하면 좋습니다. 그리고 항상 약한 쪽이나 강직이 심한 부분부터 입도록 하고 벗을 때는 강직이 강한 쪽부터 벗도록 합니다. 거울 앞에서 옷을 입으면 실수를 줄일 수 있습니다.

양말을 신기 전에 발목 부분을 미리 손으로 늘려 놓으면 발이 양말 속으로 잘 들어갑니다.

### ● 식사 시 편한 복장

여러 색상과 패턴이 들어간 옷을 입게 되면 얼룩이 잘 드러나지 않아 편안하게 식사할 수 있습니다. 또는 냅킨을 목에 두르고 식사를 해도 좋습니다.

04

# 옷을 입을 때 도움이 될 만한 도구는 어떤 것이 있습니까?

끝에 갈고리나 집게가 있는 막대를 사용하여 바닥에 떨어진 옷이나 신발을 집어 올리면 앉아서 옷을 입을 때 넘어지는 위험을 줄여 줍니다.

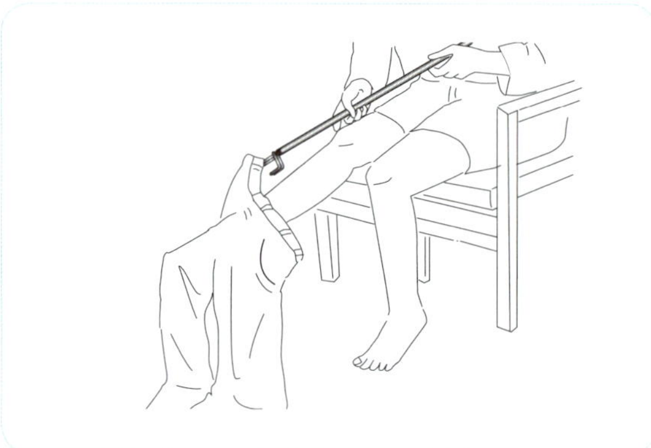

집게 손잡이

### ● 편하게 신발을 신을 수 있는 방법

일반 끈 대신 **고무밴드로 된 신발**이나 **벨크로(찍찍이)로 된 제품**을 사용하며, 구두주걱도 자루가 긴 것을 사용하면 몸을 구부리는 것을 최소화할 수 있습니다.

05

# 파킨슨병 환자에게 어떤 취미활동이 좋을까요?

파킨슨병은 완치되는 병은 아니지만, 그렇다고 해서 당장 직업적 활동이나 외출, 취미활동 등 일상 생활을 할 수 없거나 줄여야 하는 것은 아닙니다. 여러가지 노력을 통해 파킨슨병으로 인한 생활의 어려움을 조절해 나갈 수 있으며, 즐겁고 활기 있는 생활을 계속할 수 있습니다.

자신에게 적합한 악기연주, 그림그리기 등의 새로운 취미활동을 시작해 볼 수 있고, 학원이나 **평생교육원** 등을 이용할 수 있습니다.

도서관이나 복지관에서 관심사를 공유할 수 있는 사람들을 만날 수도 있습니다.

가족들, 친구들과의 활동, 사회활동을 해나가는 데 도움이 되는 여러 가지 방법을 찾아보시기 바랍니다.

## 06

# 과거에는 책을 많이 읽었는데, 이제는 책 읽기가 힘들어졌습니다. 도움이 되는 방법이 있을까요?

파킨슨병 환자분들 중에는 과거에 글을 읽거나 쓰는 활동을 많이 해왔는데, 병이 생긴 후로 이러한 활동이 힘들어졌다는 분들이 있습니다.

책 읽기의 어려운 점에 대해 살펴보면, 작은 글씨의 책을 읽거나 눈으로 줄을 따라 읽기가 어려우며 쉽게 피로해지고 책장을 잘 넘길 수 없으며 또한 앞에서 읽은 부분의 내용이 잘 생각이 나지 않는다는 등의 불편을 호소합니다.

한 줄 한 줄 종이나 자를 대고 읽어 가는 것이 도움이 되기도 하고, 작은 글씨를 읽는 데 어려움이 있는 분들은 '전체 페이지 확대경'을 사용하면 책이나 신문 잡지를 읽는 데 편리합니다. 도서관에서 큰활자로 인쇄된 책을 구해서 볼 수도 있을 것입니다.

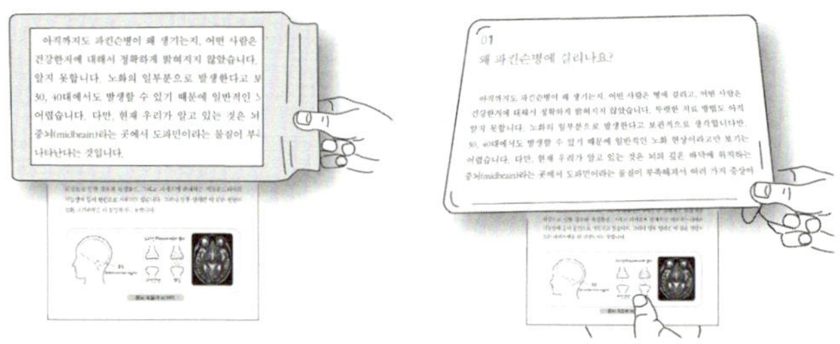

전체 페이지 확대경

책장을 넘길 때 지우개가 달린 연필을 이용하여 지우개쪽으로 책장을 넘기거나 고무로 된 손가락 골무를 사용하면 편리할 것입니다. 최근에 많이 보급되는 갤럭시 탭, 아이패드 같은 태블릿 PC나 전자책은 가벼운 손가락 터치만으로 책장을 넘길 수 있어 편리합니다.

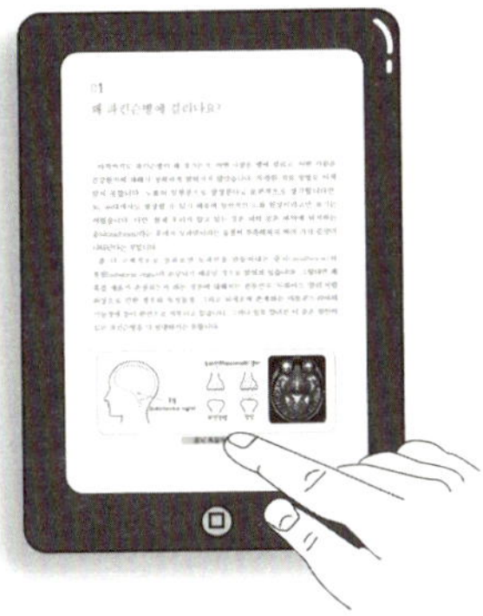

전자책

소리로 이야기를 들려주는 오디오북은 시각장애인들뿐 아니라 많은 사람들이 이용하고 있습니다. 책을 읽을 때 시각적 어려움, 피로감, 신체적 어려움 등이 있는 환자들에게는 특히 도움이 될 것입니다. 라디오에서 나오는 책 읽어주는 프로그램들을 통해서도 큰 즐거움을 느낄 수 있습니다. 인터넷에서 제공받을 수 있는 mp3 파일들도 잘 활용해볼 수 있습니다.

## 07

# 집에서 지내면서 TV를 보는 시간이 많이 늘었습니다. 괜찮을까요?

집에서 지내는 시간이 많은 노인분들이나 환자분들의 경우에 TV를 보며 보내는 때가 많습니다.

신체적 활동, 다른 사람과의 교류가 늘어난다면 자연스럽게 TV를 보는 시간이 줄어들 것입니다. 환경과 생활 패턴을 바꾸어가기 위해 환자 본인과 가족들이 꾸준히 노력해야 할 것입니다.

그리고 TV를 보는 시간에도 좀 더 적극적으로 TV프로그램을 선택하고 즐거움을 찾으려 하는 것이 필요합니다. 보통은 TV로 정규 프로그램만을 보게 되는 경우가 많은데, 아래에 소개하는 방법을 통해 즐겁게 시간을 보낼 수 있을 것이라 생각합니다.

지상파 방송이나 기본적인 유선방송 TV프로그램 외에도 케이블 TV 채널, 위성방송 등을 신청하게 되면 보다 본인이 좋아하는 프로그램을 선택하여 시청할 수 있을 것입니다. 재미있고 새로 나온 영화를 볼 수도 있고, 새롭고 흥미로운 다큐멘터리를 볼 수도 있으며, 음악프로그램을 통해 즐거운 음악과 가수들을 볼 수도 있고, 자신의 취미와 관련된 프로그램을 시청할 수도 있을 것입니다.

인터넷을 통해 새로 나온 영화나 DVD를 유료 구매하여 보는 것도 큰 즐거움을 줍니다.

침대 난간이나 소파 손잡이에 헝겊으로 된 작은 주머니를 달아두면, 안경, TV, 비디오, 리모컨, 연필, 메모지 등을 보관하고 사용하는 데 매우 유용할 것입니다.

**유니버셜 리모컨**(하나의 리모컨으로 TV, 비디오, 오디오 등을 모두 작동할 수 있게 만들어진)은 여러 개를 사용하는 번거로움을 없애줄 것입니다. 리모컨 뒤에 자주 보는 채널 번호를 적은 종이를 붙여두면 편리할 것입니다.

소파에 앉아 있을 때 무릎을 덮는 접이용 담요(여러번 접어서 지퍼로 닫아 방석처럼 만들어지는)는 필요에 따라 등받이, 방석, 담요, 발싸개 등으로 사용할 수 있어 유용합니다.

## 08

# 기억력을 높이는 방법에는 어떤 것이 있을까요?

파킨슨병 환자들이 병이 진행하면 기억력 저하 등 인지기능의 장애가 나타나게 됩니다. 병이 많이 진행되지 않은 환자도 일상 활동이 줄어들고, 정서적으로 우울할 때 많은 사람들이 기억력 저하를 느끼게 됩니다.

꼭 기억해야 할 일이 있다면 욕실 거울, 현관문 등 집안 가장 잘 보이는 곳에 써서 붙여두면 도움이 될 것입니다. 외출할 때 해야 할 일을 메모해서 사용하고, **메모지**를 사용할 수는 없지만 만일 꼭 해야 할 일이 있다면, 반지를 다른 손에 끼워서 기억을 떠올려 볼 수도 있고, 핸드폰의 일정, 알람, 메모 기능을 사용하는 것도 시도해볼 만 합니다.

가스렌지를 켜고 나서 잊어버리는 경우, 약을 먹을 시간이나 약속시간을 잊어버는 경우 기억하기 위해서 **알람 시계**의 사용이 유용할 것이며, 특히 요리용으로 나와 있는 쿠킹 타이머는 요리 말고도 여러 상황에서 유용하게 사용할 수 있습니다.

낱말 퍼즐, 수수께끼 풀이, 스도쿠 풀이, 빙고 게임 등은 재미있게 게임을 통해 단어 기억, 계산 능력을 유지시키는 데 도움이 될 것이며, 혼자서도 할 수 있을 것입니다. 간단한 계산을 반복하는 것이 노인의 인지기능을 개선시킨다는 것은 잘 알려진 사실입니다. 신문과 잡지를 구독하고, 읽은 내용에 관해 가족, 친구 등과 함께 이야기 주제로 삼는 것도 즐거운 일이 될 것입니다.

# 제8장

# 파킨슨병 환자의 병원이용과 약물복용

이 장은 환자가 파킨슨병 치료를 관리하는 것을 돕기 위한 보다 많은 조언들과 견해들이 들어 있습니다. 낯선 병명과 증상, 환자의 삶과 병원이 점점 가까워짐을 느낄 때 자신의 건강에 대하여 사전에 대비하는 것은 절대로 해가 되지 않습니다. 오히려, 발달된 의료체계에서는 건강관리를 위해 체계적이고 능동적인 환자가 되는 것이 더욱 많은 기회를 가져다 주며 삶의 질 향상에도 도움이 됩니다.

여러 연구에서는 환자가 의사와의 관계에서 만족감을 느낄 때 보다 건강한 상태를 유지할 수 있다고 보고합니다. 그렇기 때문에 여러분은 되도록이면 당신과 친밀한 관계의 의사, 전문가와 함께 하는 것이 바람직합니다.

## 01

# 병원에 가기 전에 준비해야 될 것이 있나요?

자신의 **건강기록 파일**을 준비하기 바랍니다. 과거의 질병 내역, 각종 검사 결과, 진단서나 입원기록 사본, 처방전, 복용중인 약물 리스트와 건강기능식품, 새로운 증상이나 약물, 음식 등에 대한 부작용들의 기록, 과거 의사에게 한 질문과 답변 기록 등을 파일에 담아 가시게 되면 담당 의사가 더 빨리 더 철저하게 파악할 수 있게 되어 진료시 도움이 됩니다. 또한 의사에게 무엇을 말할 것인지 간략하지만 자세한 경과 보고를 준비해 가는 것도 도움이 됩니다. 특히 약물 부작용이 있었다면 경험한 내용을 기록하여 진료시에 제시하면 처방할 때 도움이 될 것입니다. 또한 새로운 병원에서 진료를 받을 경우에 기존에 담당하던 의료인의 연락처를 가지고 있으면 도움이 될 수 있습니다. 더불어 어떠한 알레르기나 수술과 같은 특별한 기록을 복사하여 제출해도 좋습니다.

02

## 의사의 설명이나 자료 검색에서 이해되지 않는 부분이 있을 경우에는 어떻게 해야 하나요?

담당 의사에게 전문용어가 아닌 일반적인 말로 쉽게 설명해 줄 것을 부탁하도록 합니다. 이성적인 의사라면 환자가 알고 싶어 하는 것을 충분히 이해하므로 적절한 비유와 단어를 선택하여 친절히 알려 줄 것입니다.

### ● 파킨슨병에 대한 추가 정보 검색 방법

가까운 도서관을 이용해서 자료를 얻을 수 있으며, 인터넷으로 대학부속 파킨슨 센터를 접속하거나 파킨슨병 환우회에 가입하면 실생활에 유익한 정보를 더욱 쉽게 얻을 수 있습니다(137쪽 참조).

## 03

# 약물의 부작용을 최소화하기 위한 방법은 없나요?

처방 받은 약과 관련된 인쇄 자료를 의사나 약사에게 요구하고 흔한 부작용에 대하여 질문한 후 받은 자료를 꼼꼼히 읽어 보도록 합니다. 또한 처방전이 새로 바뀌었을 때는 짧은 기간 동안만 복용하여 새로운 약에 대해 부작용이 발생하는지 살펴보아야 합니다. 하루에 여러 차례 복용해야 할 경우 정확한 복용간격을 지키기 위해 타이머나 휴대폰의 알람기능을 이용하기 바랍니다. 다른 질병에 대한 약도 함께 복용하는 경우에는 모든 처방을 단일 약국에서 조제하면 약물의 부정적인 상호작용을 발견하기 쉽습니다. 어떤 약은 위를 통과하여 장에서 흡수가 되도록 코팅이 되어 있거나 서서히 흡수되도록 처리가 되어 있기 때문에 삼키기 어렵다고 함부로 약을 쪼개서 드시지 마십시오. 액체로 된 약의 경우에 정확한 용량을 지키기 위해서는 눈금이 새겨진 스푼이나 주사기를 이용하기 바랍니다.

### Tip ! 실수를 줄이는 약물 복용

약을 먹었는지 기억이 안 나는 경우도 있습니다. 계획적인 복약을 위해 일회분량씩 케이스에 담을 수 있는 휴대용 약통을 이용하면 편리합니다. 분리했다, 결합했다할 수 있는 약통을 이용해서 일주일 단위로 하루 복용횟수에 맞도록 직접 만들어 사용할 수도 있습니다.

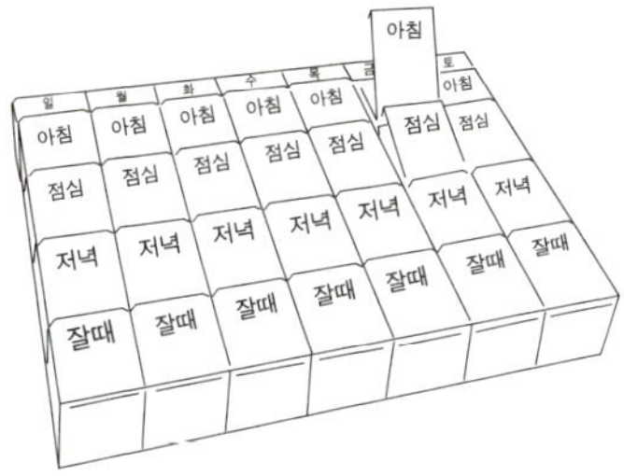


**휴대용 약통**

## ● 파킨슨 약물 복용 시 음식 주의

레보도파levodopa는 고단백질 식사를 하였을 때 흡수가 지연될 수 있으니 주의하기 바라며, 공복 시에는 받아들이지 못하여 메스꺼움과 구토를 겪을 수도 있습니다. 후자의 경우에는 생강차나 침 치료가 도움이 됩니다.

멕소롱을 포함하는 소화제 중에서 일부는 파킨슨병 약물과 상호작용을 하는 것이 있습니다. 멕소롱에 들어있는 메토클로프라미드라는 성분은 뇌에서 도파민의 작용을 차단하는 효과가 있어서 파킨슨병 약물의 효과를 떨어뜨릴 수 있습니다.

소화제, 해열제 등 간단한 약이라도 복용시에는 꼭 전문가에게 현재 복용중인 파킨슨 약물과 더불어 부작용이 없는지 문의해야 합니다.

## 04

# 몸이 점점 더 처지는데 어떻게 하나요?

파킨슨병의 대표적인 증상으로는 느린 움직임이나 자세 불안정, 강직, 안정 시 떨림 등이 있습니다. 그런데 움직임이 어려워지고 근육 긴장이 지속되면서 목이나 어깨, 허리, 무릎이 아파서 고생하는 분들이 많습니다. 아픈 곳이 많아지다 보니 산책과 같은 일상적인 운동도 더욱 부담스럽게 느껴져 전신이 무기력하고 매사에 지친다고 호소하기도 합니다. 이럴 때에는 근육의 긴장을 풀고 통증을 줄이기 위해 적절한 침 치료와 물리치료, 스트레칭을 함께 해 봅시다. 적극적인 통증 치료를 통해 파킨슨병에 수반되는 통증을 조절하고, 운동량을 꾸준히 유지하여 보다 건강한 삶을 유지하는 데에 도움이 될 수 있습니다.

# 부록

# 파킨슨병 치료 최신동향

의학기술의 발달로 파킨슨병에 대한 새로운 의학지식들이 계속 업데이트되고 있습니다.

이번 편은 파킨슨병과 관련된 최신 지식에 대한 보고들입니다.

침 치료나 한약 치료에 대한 동향, 커피, 술, 담배와의 연관성 등과 함께 환자들에게 도움이 될 수 있는 식품과 운동에 대해 정리해보았습니다.

또한 환자들이 쉽게 정보를 얻을 수 있는 곳, 수술치료, 변비 등에 대한 내용들을 살펴보고, 마지막으로 환자들이 도움을 얻을 수 있는 복지 제도는 무엇이 있는지 살펴보고자 합니다.

## 1 파킨슨병의 침 치료

파킨슨병 환자에서 도파민이 부족하게 되어 나타나는 떨림, 강직, 운동완서 등은 한의학의 떨림振顫, 간풍肝風, 풍병風病 등의 범주에 속합니다. 한의학의 대표적 의서인 〈황제내경 소문黃帝內經 素問〉에서 "제풍도현 개속어간諸風掉眩皆屬於肝"에서 도 掉라는 표현으로 떨림振顫에 관한 기술을 하고 있으며, 이후 명대明代 왕긍당王肯堂의 〈증치준승證治準繩〉에서 떨림振顫이라는 병명을 명확히 하였습니다.

허준許浚의 〈동의보감東醫寶鑑〉에서는 심허수진心虛手振, 풍두선風頭旋 등 파킨슨병과 관련된 병증을 기술하고 있습니다.

파킨슨병 환자의 침 치료에 대한 여러 가지 연구가 진행된 바 있는데, 많은 임상연구에서 파킨슨병 환자의 침 치료군 또는 침 치료 및 약물 병행군은 약물 단독 치료군에 비하여 우수한 치료경과를 나타내었습니다.

침 치료는 일반적인 침 치료 외에도 두부에 침을 시술하는 두침 치료가 많이 응용되었는데, 정섭전사선頂顳前斜線, 액방3선額旁3線, 정방1선, 2선頂旁1線, 2線, 침하방선枕下旁線 등이 주로 사용되었습니다.

체침 치료體鍼 治療의 경우에는 양릉천陽陵泉 (GB34), 족삼리足三里 (ST 36), 풍부風府 (GV 16), 태충太衝 (LR 3), 백회百會 (GV 20) and 대추大椎 (GV 14) 등이 많이 쓰이고 있습니다.

중추신경계 질환에서 침 치료는 효과적일 것으로 생각되고 파킨슨병 환자에서 운동능력 개선 등의 목적으로 단독 또는 약물치료와 병행하여 사용될 수 있을 것입니다. 그리고, 파킨슨병에 수반되는 피로감을 감소시켰다는 임상 연구도 발표되었습니다. 또한 침 치료가 중뇌 흑질의 도파민 활용도를 증가시킨다는 최근의 동물 실험 연구가 발표된 바 있습니다.

[참고문헌]

1. 이은, 강기완, 김락형, 강세영, 선승호, 한창호, 장인수.
**파킨슨 병의 침구치료 동향에 대한 고찰.** 한방내과학회지 35권 제1호 2014년

2. 김우경, 김락형, 장인수.
**중국에서의 파킨슨병 두침 치료 임상연구 논문분석.** 동의신경정신과학회지 22권 제4호 2011년

3. 김락형, 장인수, 강세영.
**중국에서의 파킨슨병 침 치료 임상연구 동향.** 경락경혈학회지 28권 제4호 2011년

4. 유경, 장인수, 김락형.
**파킨슨병 환자의 음성장애지수 및 음성관련 삶의 질 연구.** 동의신경정신과학회지 24권 제2호 2013년

5. 양승보, 김연진, 이형민 외 5 명
**특발성 파킨슨병 환자에 대한 한의치료의 효과: 후향적 연구.** 대한한방내과학회지 37권 제4호 2016년

6. 전형준, 유태원, 김동수 외 2 명.
**파킨슨병 동물 모델을 이용한 양릉천(GB34)의 선조체 내 도파민성신경세포 보호 기전 연구.** 대한경락경혈학회지 32권 제3호 2015년

7. Lee SH, Lim S.
Clinical effectiveness of acupuncture on Parkinson disease: A PRISMA-compliant systematic review and meta-analysis. Medicine (Baltimore). 2017 Jan;96(3):e5836. PMID: 28099340

8. Cheng FK.
The use of acupuncture in patients with Parkinson's disease. Geriatr Nurs. 2016 Dec 29. PMID: 28041638

9. Kwon S, Seo BK, Kim S.
Acupuncture points for treating Parkinson's disease based on animal studies. Chin J Integr Med. 2016 Oct;22(10):723-7. PMID: 27460492

10. Kluger BM, Rakowski D, Christian M, Cedar D, Wong B, Crawford J, Uveges K and *et al.*
Randomized, Controlled Trial of Acupuncture for Fatigue in Parkinson's Disease. Mov Disord. 2016 Jul;31(7):1027-32. PMID: 27028133

11. Kim SN, Doo AR, Park JY, Bae H, Chae Y, Lee H, Park HJ and *et al.*
Acupuncture enhances the synaptic dopamine availability to improve motor function in a mouse model of Parkinson's disease. PLoS One. 2011;6(11):e27566. PMID: 22132113

12. Kim SN, Doo AR, Park JY, Choo HJ, Shim I, Lee H, Park HJ and *et al.*
Combined treatment with acupuncture reduces effective dose and alleviates adverse effect of L-dopa by normalizing Parkinson's disease-induced neurochemical imbalance. Brain Res. 2014 Jan 28;1544:33-44. PMID: 24321617

## 2 봉독(벌침)을 이용한 파킨슨병 치료 연구

최근에는 봉독(벌침)을 이용한 파킨슨병의 치료 연구가 발표되었습니다. 강동경희대병원에서 실시된 연구에 따르면 특발성파킨슨병 환자를 대상으로 무릎 아래에 위치하는 경혈인 양릉천陽陵泉에 봉독을 주입하는 치료를 일주일에 2번씩 8주간 지속한 결과, 파킨슨병척도인 UPDRS 점수와 Berg 균형 척도 그리고 30미터 걷기 시간 측정 등의 척도에서 호전을 보였다고 발표하였습니다. 같은 연구에서는 몸에 직접 침 치료를 한 군에서도 효과가 있었다고 보고되었습니다. 아울러 봉독을 이용한 다른 파킨슨 동물모델 실험연구에서도 신경보호 효과와 신경 염증 감소 효과 등이 보고되었습니다.

봉독을 이용한 치료는 최근에 시행되어 아직 연구 결과가 많지는 않습니다만, 파킨슨병 환자들의 보행 능력을 개선하는 효과와 신체 균형을 돕는 효과가 있는 것으로 생각됩니다.

[참고문헌]

1. 이은, 강기완, 김락형, 강세영, 선승호, 한창호, 장인수.
**파킨슨 병의 침구치료 동향에 대한 고찰**. 한방내과학회지 35권 제1호 2014년

2. Doo KH, Lee JH, Cho SY, Jung WS, Moon SK, Park JM, Ko CN and *et al*.
**A Prospective Open-Label Study of Combined Treatment for Idiopathic Parkinson's Disease Using Acupuncture and Bee Venom Acupuncture as an Adjunctive Treatment**. J Altern Complement Med. 2015 PMID: 26230989

3. Khalil WK, Assaf N, ElShebiney SA, Salem NA.
**Neuroprotective effects of bee venom acupuncture therapy against rotenone-induced oxidative stress and apoptosis**. Neurochem Int. 2015 Jan;80:79-86. PMID: 25481089

4. Hwang DS, Kim SK, Bae H.
**Therapeutic Effects of Bee Venom on Immunological and Neurological Diseases**. Toxins (Basel). 2015 Jun 29;7(7):2413-21. PMID: 26131770

5. Alvarez-Fischer D, Noelker C, Vulinovic F, Grunewald A, Chevarin C and *et al*.
**Bee venom and its component apamin as neuroprotective agents in a Parkinson disease mouse model**. PLoS One. 2013 Apr 18;8(4):e61700. PMID: 23637888

6. Cho SY, Shim SR, Rhee HY, Cho KH, Park SU and *et al.*
Effectiveness of acupuncture and bee venom acupuncture in idiopathic Parkinson's disease. Parkinsonism Relat Disord. 2012 Sep;18(8):948-52. PMID: 22632852

7. Chung ES, Kim H, Lee G, Park S, Kim H, Bae H.
Neuro-protective effects of bee venom by suppression of neuroinflammatory responses in a mouse model of Parkinson's disease: role of regulatory T cells. Brain Behav Immun. 2012 Nov;26(8):1322-30. PMID: 22974722

8. Doo AR, Kim ST, Kim SN, Lee H, Park HJ and *et al.*
Neuroprotective effects of bee venom pharmaceutical acupuncture in acute 1-methyl-4-phenyl-1,2,3,6-tetrahydropyridine-induced mouse model of Parkinson's disease. Neurol Res. 2010 Feb;32 Suppl 1:88-91. PMID: 20034453

## 3 레이저와 LED 광선 치료와 파킨슨병 연구

최근에는 미국을 중심으로 가시광선 또는 근적외선 영역의 저단계 레이저 치료Low level laser therapy나 LED를 사용하는 광선 치료photobiomodulation: PBM를 파킨슨병에 응용하는 연구가 잇달아 발표되고 있습니다. 저단계 레이저나 LED 치료는 모두 세포의 미토콘드리아에서 ATP 생성을 촉진하며, 손상된 세포의 활성을 촉진하고 진통효과와 소염, 항부종 효과 등을 가지고 있습니다. 이처럼 생체에 이로운 작용을 하는 광선 치료를 파킨슨병에 적용하는 시도가 최근에 미국을 비롯한 여러 나라에서 진행되고 있습니다. 그러나 아직까지 대규모의 임상시험이 진행되지는 않고 있으며, 치료 효과가 완전히 입증된 것은 아닙니다. 그러나 신경 독성 물질에 대한 광선치료PBM의 신경보호 효과에 대한 여러 연구들이 오랫동안 보고되었습니다. 아울러 저단계 레이저 치료 자체가 지난 수십 년 동안 안전하게 사용되어 왔고 특별한 부작용이 없는 치료이므로 안전성에 있어서는 큰 문제가 없는 것으로 보입니다.

[참고문헌]


1. Insoo Jang, Changho Han.
Can Phototherapy Ameliorate the Progression of Parkinson's Disease? Photomed Laser Surg. 2014 Aug 5. PMID: 25093424

| 장인수. 한창호. 광선치료는 파킨슨병의 진행에 도움을 줄 수 있을까? Photomedicine and Laser Surgery. 2014. 8. |
|---|

2. Reinhart F, Massri NE, Torres N, and *et al.*
The behavioural and neuroprotective outcomes when 670nm and 810nm near infrared light are applied together in MPTP-treated mice. Neurosci Res. 2016 Nov 18. PMID: 27871905

3. El Massri N, Moro C, Torres N, and *et al.*
Near-infrared light treatment reduces astrogliosis in MPTP-treated monkeys. Exp Brain Res. 2016 Nov;234(11):3225-3232. PMID: 27377070

4. Hamblin MR.
Shining light on the head: Photobiomodulation for brain disorders. BBA Clin. 2016 Oct 1;6:113-124. PMID: 27752476

5. Santana-Blank L, Rodríguez-Santana E, Santana-Rodríguez KE, Reyes H.
"Quantum Leap" in Photobiomodulation Therapy Ushers in a New Generation of Light-Based Treatments for Cancer and Other Complex Diseases: Perspective and Mini-Review. Photomed Laser Surg. 2016 Mar;34(3):93-101. PMID: 26890728

6. Reinhart F, El Massri N, Johnstone DM, and *et al.*
Near-infrared light (670 nm) reduces MPTP-induced parkinsonism within a broad therapeutic time window. Exp Brain Res. 2016 Jul;234(7):1787-94. PMID: 26879772

7. Johnstone DM, Moro C, Stone J, and *et al.*
Turning On Lights to Stop Neurodegeneration: The Potential of Near Infrared Light Therapy in Alzheimer's and Parkinson's Disease. Front Neurosci. 2016 Jan 11;9:500. PMID: 26793049

8. Reinhart F, Massri NE, Chabrol C, and *et al.*
Intracranial application of near-infrared light in a hemi-parkinsonian rat model: the impact on behavior and cell survival. J Neurosurg. 2016 Jun;124(6):1829-41. PMID: 26613166

9. Oueslati A, Lovisa B, Perrin J, and *et al.*
Photobiomodulation Suppresses Alpha-Synuclein-Induced Toxicity in an AAV-Based Rat Genetic Model of Parkinson's Disease. PLoS One. 2015 Oct 20;10(10):e0140880. PMID: 26484876

10. Moro C, Massri NE, Torres N, and *et al.*
Photobiomodulation inside the brain: a novel method of applying near-infrared light intracranially and its impact on dopaminergic cell survival in MPTP-treated mice. J Neurosurg. 2014 Mar;120(3):670-83. PMID: 24160475

11. Moro C, Torres N, El Massri N, and *et al.*
Photobiomodulation preserves behaviour and midbrain dopaminergic cells from MPTP toxicity: evidence from two mouse strains. BMC Neurosci. 2013 Mar 27;14:40. PMID: 23531041

12. Peoples C, Shaw VE, Stone J, and *et al.*
Survival of Dopaminergic Amacrine Cells after Near-Infrared Light Treatment in MPTP-Treated Mice. ISRN Neurol. 2012;2012:850150. PMID: 22701184

13. Liang HL, Whelan HT, Eells JT, Wong-Riley MT.
Near-infrared light via light-emitting diode treatment is therapeutic against rotenone- and 1-methyl-4-phenyl pyridinium ion-induced neurotoxicity. Neuroscience. 2008;153:963-74. PMID: 18440709

14. Trimmer PA, Schwartz KM, Borland MK, and *et al.*
Reduced axonal transport in Parkinson's disease cybrid neurites is restored by light therapy. Mol Neurodegener. 2009;4(26):1-11. PMID: 19534794

15. Schapira AH, Tolosa E.
Molecular and clinical prodrome of Parkinson disease: implications for treatment. Nat Rev Neurol. 2010;6:309-17. PMID: 20479780

16. Shaw VE, Spana S, Ashkan K, and *et al.*
Neuroprotection of midbrain dopaminergic cells in MPTP-treated mice after near-infrared light treatment. J Comp Neurol. 2010;518:25-40. PMID: 19882716

17. Huang YY, Sharma SK, Carroll J, Hamblin MR.
Biphasic dose response in low level light therapy - an update. Dose Response. 2011;9:602-18. PMID: 22461763

18. Shaw VE, Peoples C, Spana S, and *et al.*
Patterns of Cell Activity in the Subthalamic Region Associated with the Neuroprotective Action of Near-Infrared Light Treatment in MPTP-Treated Mice. Parkinsons Dis. 2012:296875, 1-9. PMID: 22666627

19. Peoples C, Spana S, Ashkan K, and *et al.*
Photobiomodulation enhances nigral dopaminergic cell survival in a chronic MPTP mouse model of Parkinson's disease. Parkinsonism Relat Disord. 2012;18:469-76. PMID: 22285756

20. Tuner J, Hode L 지음. 장인수, 신금백 옮김. **레이저치료학**. 정담출판사. 2006

21. Litscher G, Shikora D 지음. 장인수 옮김. **레이저침 치료학**. 메디컬코리아. 2007

## 4 커피나 녹차가 도움이 될까요?

평소에 꾸준히 커피를 마시는 것이 파킨슨병 환자의 운동 능력에 도움을 준다는 연구 결과가 있습니다. 캐나다의 포스투마 교수 연구진은 2012년에 발표된 논문에서 61명의 환자를 대상으로 100-200 mg의 카페인을 하루 두 차례,

6주 간 섭취하게 한 결과 UPDRS 척도 전체 점수가 4.68점 감소하는 결과를 보였다고 보고하였습니다. 포스투마 교수는 그러나, 카페인이 파킨슨병 환자의 졸리움이나 몽롱함, 나른함, 우울 등에 대해서는 그다지 큰 변화가 없었다고 하였습니다. 일반적인 커피믹스 등과 같은 인스턴트 커피는 한 잔에 약 60 mg 정도의 카페인이 함유되어 있으며, 커피전문점에서 판매하는 커피는 한 잔에 100-200 mg 가량의 카페인이 함유되어 있습니다. 이를 바탕으로 살펴본다면, 인스턴트 커피를 기준으로 하루 약 두 잔의 카페인이 파킨슨병 환자의 운동 능력에 도움이 된다고 할 수 있겠습니다.

녹차의 경우에는 '파킨슨병의 예방에 도움이 되는 식품'에서 한번 더 소개를 드리겠습니다만, 아직까지 많은 연구가 이루어지지는 않았으나, 녹차의 주성분인 카테킨 폴리페놀이 대표적인 신경보호효과가 입증된 항산화물질로서 파킨슨병은 물론 치매 예방에도 권장이 되고 있습니다. 홍차는 녹차를 발효시켜 만든 차로서 녹차와 매우 유사하며, 홍차를 이용한 연구에서도 녹차와 마찬가지로 파킨슨병과 치매 예방에 도움이 되는 것으로 알려져 있습니다. 게다가 녹차는 항암효과가 매우 강합니다. 폐암이나 위암, 대장암은 물론 자궁암을 비롯한 한국인에게 흔한 여러 암에 대해서 예방 효과가 강하므로 평소에 녹차와 홍차를 자주 드시는 것이 좋겠습니다.

[참고문헌]

1. Postuma RB, Lang AE, Munhoz RP, Charland K, Pelletier A, Shah B and *et al*.
Caffeine for treatment of Parkinson disease: a randomized controlled trial. Neurology. 2012;79(7):651-8. PMID: 22855866

2. Mandel SA1, Amit T, Weinreb O, Reznichenko L, Youdim MB.
Simultaneous manipulation of multiple brain targets by green tea catechins: a potential

neuroprotective strategy for Alzheimer and Parkinson diseases. CNS Neurosci Ther. 2008 Winter;14(4):352-65. PMID: 19040558

3. Camilleri A1, Zarb C, Caruana M, Ostermeier U, Vassallo N and *et al.*
Mitochondrial membrane permeabilisation by amyloid aggregates and protection by polyphenols. Biochim Biophys Acta. 2013 Nov;1828(11):2532-43. PMID:23817009

4. Pan T1, Jankovic J, Le W.
Potential therapeutic properties of green tea polyphenols in Parkinson's disease. Drugs Aging. 2003;20(10):711-21. PMID:12875608

5. Zhao B.
Natural antioxidants protect neurons in Alzheimer's disease and Parkinson's disease. Neurochem Res. 2009 Apr;34(4):630-8. PMID:19125328

## 5 술, 담배가 나쁜가요, 아니면 도움이 될까요?

술을 마시는 것이 파킨슨병 환자에게 해로울까요? 아니면 도움이 될까요? 아직까지 명확한 답은 없습니다만, 특별한 해가 없다는 논문이 있었고, 2011년에 미국 신경의학회에서 발표된 논문에서는 **적당량의 음주는 오히려 파킨슨병의 발병 위험도를 낮춰준다**는 보고가 나왔습니다. 이 연구의 저자인 Chen 박사는 이후 큰 규모의 코호트연구를 수행하여 2013년에 저명한 학술지인 PLoS One에 게재하였습니다. 이 연구에 따르면, 30만명의 코호트를 통해서 1,113명의 파킨슨병 환자를 선별하여 이들을 대상으로 음주 습관을 조사한 결과, 약간 또는 적당량의 맥주는 파킨슨병의 발병 위험을 줄여주지만, 양주와 같은 증류주는 오히려 위험도를 높여준다고 보고되었습니다.

담배는 파킨슨병의 발병을 줄여준다고 보고되었습니다. 그 이유에 대해서는 아직까지 의견이 분분합니다만, 파킨슨병 발병을 줄여준다는 자체는 이미 의학계에서 받아들이고 있는 것이 사실입니다. 2014년도에 발표된 Lucassen 교수의 논문에서는 파킨슨병 환자 중에서 흡연자의 후각 능력이 비흡연자보다 뚜렷하게 좋았다고 보고하였는데요. 파킨슨병 환자들은 냄새를 맡는 능력이 많이 떨어진다는 것이 이미 알려져 있었습니다. 그래서 흡연과 후각능력과의 상관관계가 있지 않을까 하는 조심스런 추정을 해볼 수 있습니다. 그러나, 담배는 기호식품이라고 하기 어려울 정도로 높은 발암물질이고, 또 한번 시작하면 끊을 수 없는 탐닉성과 중독성을 가진 마약과 같은 존재이기도 합니다. 또한 이미 발생한 파킨슨병 환자가 흡연을 계속한다고 해서 증상이 개선될 것으로 기대해서는 안됩니다.

### 니코틴 패치와 파킨슨병

니코틴 패치란 금연을 목적으로 개발된 패치(파스)입니다. 원래 니코틴은 파킨슨병 환자 중에서 아침에 일어날 때 몸이 굳어지는 것을 줄여준다는 보고가 있습니다. 시중에 판매되는 '니코틴패치'는 몸에 붙이는 패치의 형태이며, 원래 금연 보조요법으로 사용되는데, 파킨슨병 환자 중에서 특히 아침에 일어나기 힘든 증상을 가지신 분은 야간에 니코틴 패치를 붙이고, 자면 아침에 일어나기 수월하다는 연구가 발표된 바 있습니다. 아울러 니코틴은 인지장애에 도움이 된다는 보고가 있으므로 참고하시기 바랍니다. 그러나 저자들은 파킨슨병 환자가 어떤 목적에서든 담배를 피우는 것은 바람직하지 않다고 생각합니다.

**요약** : 1. 니코틴 패치는 아침에 일어났을 때 몸이 굳는 증상을 완화시켜준다.
2. 니코틴 패치는 파킨슨병에 대한 치료나 예방 약물은 아니다.

[참고문헌]

1. Liu R, Guo X, Park Y, Wang J, Huang X, Hollenbeck A, Blair A, Chen H. **Alcohol Consumption, Types of Alcohol, and Parkinson's Disease**. PLoS One. 2013 Jun 19;8(6):e66452. PMID: 23840473

2. Hernán MA, Chen H, Schwarzschild MA, Ascherio A.
Alcohol consumption and the incidence of Parkinson's disease. Ann Neurol. 2003 Aug;54(2):170-5. PMID:12891669

3. Zhang D1, Jiang H, Xie J.
Alcohol intake and risk of Parkinson's disease: a meta-analysis of observational studies. Mov Disord. 2014 May;29(6):819-22. PMID:24590499

4. Fratiglioni L1, Wang HX.
Smoking and Parkinson's and Alzheimer's disease: review of the epidemiological studies. Behav Brain Res. 2000 Aug;113(1-2):117-20.

5. Checkoway H, Powers K, Smith-Weller T, Swanson PD and *et al.*
Parkinson's disease risks associated with cigarette smoking, alcohol consumption, and caffeine intake. Am J Epidemiol. 2002 Apr 15;155(8):732-8. PMID:11943691

6. Lucassen EB, Sterling NW, Lee EY, Chen H, Lewis MM, Kong L, Huang X.
History of smoking and olfaction in Parkinson's disease. Mov Disord. 2014 Jul;29(8):1069-74. PMID:24833119

7. Moccia M, Picillo M, Erro R, Vitale C, Pellecchia MT and *et al.*
How does smoking affect olfaction in Parkinson's disease? J Neurol Sci. 2014 May 15;340(1-2):215-7. doi: 10.1016/j.jns.2014.02.018. Epub 2014 Feb 24.

## 6 파킨슨병 예방에 도움이 되는 식품은 무엇이 있을까요?

플라보노이드가 함유된 음식이 파킨슨병의 예방에 도움이 된다는 연구 결과가 있습니다(Gao, 2012). 플라보노이드는 과일 등의 식물에 많이 함유되어 있는 음식인데, 특히 녹차, 홍차, 사과, 딸기, 오렌지, 포도(또는 포도주) 등에 많이 함유되어 있습니다. 플라보노이드가 대표적인 항산화 식품이기 때문에 노화방지에도 효과가 있는 것으로 알려져 있는데, 이런 식품을 평소에 자주 섭취하는 것이 좋습니다.

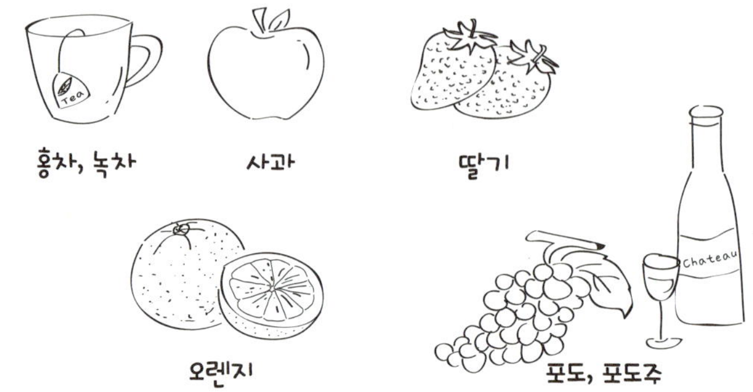


[참고문헌]

1. Gao X, Cassidy A, Schwarzschild MA, Rimm EB, Ascherio A.
Habitual intake of dietary flavonoids and risk of Parkinson disease. Neurology. 2012 Apr 10;78(15):1138-45. PMID: 22491871

## 7 파킨슨병과 변비

파킨슨병의 전형적인 증상이 발생하기 10년 전부터 자율신경계 증상으로 불면이나, 빈뇨 · 급박뇨와 같은 소변이상, 변비 등이 나타날 수 있다고 알려져 있습니다. 특히 변비는 파킨슨병 발병 이후에도 지속적으로 환자를 불편하게 합니다.

파킨슨병 치료약물은 변비를 완화시켜 주지 못하기 때문에 일반적인 변비 대처방법인 식이요법, 운동, 마사지, 규칙적인 배변습관이 필요합니다. 그러나 변비에서 무엇보다도 중요한 것은 물마시기입니다. 충분히 물을 마시는 것이야말로 변비 해소에서 가장 중요한 비결입니다. 따라서 물을 충분히 마시고,

식이섬유를 많이 포함하고 있는 김, 미역, 다시마, 채소, 과일, 콩이나 두유, 우유, 요구르트, 덜 정제된 곡류 등을 매일 섭취하는 것이 좋습니다.

산책이나 체조를 하고, 복부를 시계방향으로 마사지하며, 매일 아침 기상 후 물이나 우유를 마시고 일정한 시간이 되면 화장실에 가도록 합니다. 아침 식사를 거르지 않는 것이 위나 장의 반사작용을 일으켜서 변의를 느끼게 하는 데 도움을 줄 수 있습니다.

## 8 파킨슨병에 도움이 되는 특별한 운동이 있나요?

파킨슨병 환자들은 걷기 운동을 늘 꾸준히 하는 것이 매우 중요합니다. 파킨슨병 자체가 보행 능력과 균형에 영향을 주는 병이기 때문에 환자가 잘 넘어질 수 있습니다. 그렇다고 해서 걷기 운동을 줄이거나 기피하게 되면 오히려 더 신체 기능을 떨어뜨릴 수 있습니다. 한 번에 멀리 가려고 하지 말고, 힘들면 자주 앉아서 쉬고, 기력이 회복되면 또 걷더라도 걷는 것을 중단해서는 안됩니다.

걷기 이외에도 환자의 상태에 따라서 자전거나 등산, 수영 등을 하시는 것도 괜찮습니다. 그러나 갑작스런 돌발 상황에 대한 대처 능력이 떨어지고, 약물 복용 시간에 따른 갑작스런 on-off 증상으로 힘든 경우가 많기 때문에 무엇보다도 혼자 운동을 하지 않는 것이 중요합니다. 반드시 친구나 가족과 함께 운동을 하시는 것이 좋습니다. 모든 운동은 절대로 욕심을 내지 말고, 과하지 않게 하는 것이 필요합니다.

## 8.1 도움이 되는 운동 : 태극권

또한 파킨슨병 환자에게 추천할만한 운동으로 태극권이 있습니다. 파킨슨병 환자들이 태극권을 배워서 연습을 하면 자세 안정에 도움이 된다는 연구가 2012년에 하버드의대에서 발행하는 저명한 의학저널에 발표되었습니다. 이 연구에 따르면 Hoehn and Yahr staging scale 1~4 단계에 해당하는 파킨슨병 환자를 대상으로 하루 1시간, 일주일에 두 번씩 24주 동안 태극권을 수련하도록 한 결과 하지 자세 안정성이 향상되었으며, 보행력과 하지 힘이 증가한 것으로 보고되었습니다. 태극권은 하지 힘을 길러주고 자세의 균형을 잡아주기 때문에 파킨슨병 환자에게 도움이 되는 운동입니다. 그러나 파킨슨병 환자의 상태에 따라서 경중에 맞춰서 시행해야 할 것으로 생각되며, 태극권도 간단한 운동이 아니기 때문에 모든 환자가 다 쉽게 익히고 따라하기는 어렵습니다. 부산대학교 한의학전문대학원의 황의형 교수에 따르면, 병세가 진행된 환자가 배우기 어렵고 태극권 시행을 위해서 걸음을 옮기고 체중을 이동하는 과정에서 넘어지기 쉽다는 점을 지적하였습니다. 태극권 역시 환자를 대상으로 지도를 해본 경험이 있는 지도자를 찾아서 배우는 것이 중요하며, 주의 사항을 충분히 숙지하고, 체력과 병세에 맞추어 익히는 것이 좋겠습니다.

[참고문헌]


1. Li F, Harmer P, Fitzgerald K, and *et al.*
   **Tai Chi and Postural Stability in Patients with Parkinson's Disease.** N Engl J Med. 2012 Feb 9;366(6):511-9. PMID: 22316445

2. 황의형, 이재혁, 이상재, 허광호, 조현우.
   **파킨슨병 환자를 대상으로 한 태극권 요법 -임상 연구 경험을 통해 본 문제점과 개선 방안.** 대한예방한의학회지 2012;16(2):17-30.

## 8. 2 도움이 되는 운동 : 춤

춤을 추는 것은 파킨슨병을 포함해서 여러 뇌질환에 도움이 됩니다. 여러 사람들과 즐겁게 댄스를 즐기다보면 기분도 좋아지고 운동 효과도 높습니다. 그러다보니, 춤을 적극적으로 파킨슨병 치료에 활용하자는 연구들이 있었습니다. Sharp 교수의 메타분석 연구를 살펴보면, 일주일에 1.5-2시간 정도 꾸준히 춤을 추게 하였더니 UPDRS와 Berg 밸런스 점수, 그리고 걸음걸이 속도가 향상되었다고 보고하였습니다. 춤은 사람을 즐겁게 할 뿐만 아니라 운동 효과도 크기 때문에 스포츠댄스와 같은 문화가 많이 보급된다면 파킨슨병 환자들에게도 좋은 재활 운동의 한 방법이 될 수 있을 것 같습니다.

[참고문헌]

Sharp K, Hewitt J.
Dance as an intervention for people with Parkinson's disease: a systematic review and meta-analysis. Neurosci Biobehav Rev. 2014 Nov;47:445-56. PMID: 25268548

## 8.3 운동의 효과에 대한 과학적 근거

최근 지속적인 운동이 파킨슨병에 긍정적인 영향을 미친다는 많은 보고들이 발표되고 있습니다. 과거에도 파킨슨병 환자들에게 운동이 강조되었던 것은 사실입니다. 그런데, 최근에 발표된 연구들을 보면, 기존에 알려져 있던 내용보다 훨씬 더 효과가 크다는 사실이 속속 알려지고 있습니다. 지속적인 운동이 파킨슨병 환자의 뇌에서 뇌의 가소성을 높여주고, 뇌신경의 재생을 일어나게 하며, 뇌가 더 건강하도록 만들어준다는 것입니다. 운동의 중요성은 아무리 강조해도 모자람이 없을 것 같습니다. 자신의 체력에 맞춰서 꾸준히 운동하는 것이 가장 중요하다고 생각됩니다.

### 8.3.1 운동은 파킨슨병의 진행을 늦춰줍니다.

스웨덴에서 43,368명의 파킨슨병 환자를 대상으로 12년간 관찰을 통해서 이루어진 연구에서 밝혀진 내용에 따르면, 운동 강도가 높았던 사람들에게서 파킨슨병의 증상이 훨씬 가벼웠으며, 일상생활에서 꾸준히 운동을 유지하는 사람들이 실제로 파킨슨병의 진행을 더디게 하는 것으로 보인다고 발표하였습니다.

[참고문헌]

Yang F, Trolle Lagerros Y, Bellocco R, and *et al*.
Physical activity and risk of Parkinson's disease in the Swedish National March Cohort. Brain. 2015 Feb;138(Pt 2):269-75. PMID: 25410713

### 8.3.2 운동은 일상생활 능력을 개선하고, 인지기능을 높여줍니다.

이탈리아에서 수행된 연구에서 485명의 파킨슨병 환자를 대상으로 4주간 집중적인 운동재활을 실시한 결과, UPDRS 및 MMSE 점수가 현저하게 개선되었습니다. 이는 환자의 일상생활 능력은 물론 환자의 인지기능까지도 좋아졌다는 것을 의미합니다. 원래 지속적인 운동은 치매에도 매우 긍정적인 영향을 보이는 것으로 알려져 있습니다. 파킨슨병 환자들이 꾸준히 지속적으로 운동을 해야 하는 또 하나의 이유가 아닌가 생각합니다.

[참고문헌]

Ferrazzoli D, Ortelli P, Maestri R, and *et al*.
Does Cognitive Impairment Affect Rehabilitation Outcome in Parkinson's Disease? Front Aging Neurosci. 2016;8:192. PMID: 27563290

### 8.3.3 운동은 신체 활동력을 높여주고, 뇌신경 네트워크를 활성화시킨다.

파킨슨병 환자 12명을 대상으로 1시간동안 운동을 주 3회, 8주간 지속시킨 결과 UPDRS 점수가 개선되었으며, 혈중 brain-derived neurotrophic factor (BDNF)는 상승하였고, TNF-α 등과 같은 염증관련 수치는 감소하였습니다. BDNF는 뇌 신경망 생성을 촉진하는 물질로서 뇌세포에서 시냅스를 잘 만들도록 유도하여 뇌신경의 네트워크를 확장시켜주는 역할을 합니다. 이 연구 결과는 파킨슨병 환자의 운동 능력을 향상시킬 뿐만 아니라, 뇌신경에서도 직접적으로 긍정적인 영향을 미친다는 것을 보여줍니다.

[참고문헌]

Zoladz JA, Majerczak J, Zeligowska E, and *et al.*
Moderate-intensity interval training increases serum brain-derived neurotrophic factor level and decreases inflammation in Parkinson's disease patients. J Physiol Pharmacol. 2014 Jun;65(3):441-8. PMID: 24930517

### 8.3.4 운동은 뇌신경 보호효과를 촉진한다.

쥐를 사용한 실험 연구에서 6-OHDA라는 약물을 사용하여 쥐에게 인위적으로 파킨슨병을 유발시킵니다. 이후에 러닝머신에서 메일 30분씩 운동을 시킨 결과 대조군에 비해서 뚜렷하게 회복능력이 좋아졌으며, 신경 보호효과도 확인되었고, 신경 분화도 향상시키는 것으로 밝혀졌습니다. 운동은 팔다리 근육에만 영향을 주는 것이 아니라, 뇌신경에도 뚜렷하게 효과를 준다고 생각됩니다.

[참고문헌]

Tajiri N, Yasuhara T, Shingo T, and *et al.*
Exercise exerts neuroprotective effects on Parkinson's disease model of rats. Brain Res. 2010 Jan 15;1310:200-7. PMID: 19900418

### 8.3.5 운동은 뇌의 가소성을 촉진한다.

초기 파킨슨병 환자를 대상으로 러닝머신에서 주 3회로 강도 높은 운동을 8주간 지속시킨 다음에, UPDRS 운동 척도를 측정하고, PET 촬영을 하여 영상을 비교하였습니다. 그 결과 선조체striatum에서 도파민 D2 수용체의 결합능력Binding potential이 증가된 것을 관찰할 수 있었습니다. 운동을 하지 않은 상태의 파킨슨병 환자 대조군에서는 이러한 변화가 없었습니다. 파킨슨병에서는 흑질에서의 dopaminergic signal이 감소하게 되어 있는데, 초기 파킨슨병 환자가 운동을 하는 것으로도 이러한 신호 전달을 좋게 하고, 나아가서 뇌 가소성plasticity에 긍정적인 영향을 미친다고 볼 수 있겠습니다.

뇌의 가소성이란 뇌의 신경경로가 외부의 자극이나 학습 등에 의해서 구조적 기능적으로 변화하고 재조직화하는 현상을 말합니다. 예를 들어 뇌중풍이나 파킨슨병으로 인해서 뇌의 손상이 발생한 이후에, 손상된 뇌세포가 다시 재생되지 못하더라도, 뇌의 다른 부분에서 손상된 운동기능의 일부를 회복하도록 도와줌으로써 기능을 회복하도록 해주는 것입니다. 이는 손상된 신경 주변에서 신경의 네트워크와 시냅스의 변화 등을 통해서 운동 기능을 분산하고 재배치하는 등의 활동을 통해 회복할 수 있는 능력을 말하는 것으로, 파킨슨병 환자가 지속적인 운동을 통해서 뇌의 기능 저하를 일정 정도 회복할 수 있다는 의미가 되겠습니다.

[참고문헌]

Fisher BE, Li Q, Nacca A, Salem GJ, Song J, Yip J, Hui JS, Jakowec MW, Petzinger GM. **Treadmill exercise elevates striatal dopamine D2 receptor binding potential in patients with early Parkinson's disease**. Neuroreport. 2013 Jul 10;24(10):509-14. PMID: 23636255

## 9 파킨슨병 수술치료

파킨슨병 치료에 있어서 외과적인 치료법으로는 뇌심부전기자극술Deep brain stimulation : DBS이 있습니다. 원래 파킨슨병을 치료하기 위해서 1950년대에 뇌의 일부를 절제하는 수술이 시도되었으나, 여러 가지 후유증을 유발하여 널리 보편화되지는 못하였습니다. 그러다가 1970년대에 레보도파를 이용한 치료법이 표준 치료법으로 자리잡으면서 수술 치료가 거의 자취를 감추었다가 이후 CT, MRI를 비롯한 뇌신경분야의 영상 진단이 비약적인 발전을 거듭하면서 뇌수술 기법이 획기적으로 향상되면서 다시 시술되기 시작했습니다. 주로 떨림이 심한 환자를 대상으로 뇌의 시상thalamus을 절제하는 외과수술이 사용되었지만 지금은 거의 시술되지 않고 있으며, 대신에 뇌의 하부에 위치하는 담창구나 시상하핵에 작은 전극을 이식하여 지속적인 전기자극을 주는 것이 이 치료법의 핵심입니다. 파킨슨병 이외에도 본태성 떨림이나 근긴장이상증 환자에게도 시술됩니다.

심부자극술의 시술 대상은 증상이 진행되어 약물치료 반응이 낮거나 부작용으로 정신증세를 보이거나 이상운동증 혹은 on-off 현상, 통증이 심한 근육경련 등을 호소하는 환자이며, 약물치료를 하고 있으나, 복용중단 시 파킨슨병 증상의 정도를 파악하는 UPDRS 점수가 많은 차이를 보일 때 수술을 고려하게 됩니다.

그러나 심부자극술 자체가 파킨슨병을 완치시키는 것은 아니며 심한 떨림과 같은 증세를 완화시키고, 약의 복용량을 감소시키거나 부작용을 줄이는 약물치료의 보조수단으로 보는 것이 맞습니다.

또한 파킨슨플러스와 같은 파킨슨 증후군처럼 도파민 약물치료에 반응이 없거나, 중등도 이상의 뇌경색, 뇌출혈 후유증, 심한 뇌위축증, 심한 치매가 있거나 전신상태가 나쁘면 수술 적응증이 아닙니다. 또한 시술 후에도 증상이 다시 발생하거나 잠재적인 부작용, 그리고 수술에 따른 합병증의 위험성이 있으므로, 담당 의사선생님과 충분히 상의하신 후 결정하는 것이 좋습니다.

## 10 파킨슨병의 기전, 치료에서 새로운 지식은 무엇이 있나요?

파킨슨병의 기전에 대한 부분에서는 아직도 왜 파킨슨병이 발병하는지는 확실하지 않습니다. 그렇지만 여러 가지 새로운 사실들이 밝혀지고 있습니다.

- 세포의 미토콘드리아 손상에 대한 연구에서 좀 더 연구가 이루어지고 있습니다. 미토콘드리아는 세포 안에 존재하는 작은 기관으로 세포의 호흡과 에너지에 관여합니다. 미토콘드리아는 세포내에 존재하는 발전소이자 배터리라고 할 수 있습니다. 세포가 휴대폰이라면, 미토콘드리아는 휴대폰 배터리입니다. 늘 충전해서 쓰고, 또 충전하고 하는 기능을 수행합니다. 그런데, 파킨슨병 환자들에게서 뇌 신경세포 안에 있는 미토콘드리아의 기능이 저하되고, 미토콘드리아가 소실되고 하는 것이 관련이 있다는 것입니다. 이같은 사실들은 향후에 새로운 치료법이 개발되거나, 치료약을 만드는데 중요한 단서를 제공하게 해 줍니다.

## 11 파킨슨병에 대한 정보를 어디서 얻을 수 있나요?

파킨슨병을 앓고 있는 환자나 가족이라면 의사에게 모든 것을 맡기지 말고 병에 대해서 공부를 해야 합니다. 요즘에는 정보를 얻을 수 있는 방법이 많기 때문에 인터넷을 적극 활용해서 자료를 찾아보고 공부하는 것이 좋습니다. 단지 구글Google에서 "파킨슨병"이라고 치고 검색만해도 많은 자료를 얻을 수 있습니다. 아울러 국내의 유명 포털 사이트에 가면 파킨슨병에 관련된 인터넷 카페를 찾아볼 수 있는데, 이런 곳을 적극 활용하는 것도 추천합니다.

동병상련同病相憐이라는 말이 괜히 나온 것이 아닙니다. 같은 병을 앓고 있는 사람끼리는 막연히 느끼는 연민과 공감대가 있습니다. 서로 도움이 되기도 합니다. 환우들끼리 공감대를 넘어서서 같이 의학정보를 교환할 수도 있어서 큰 도움이 됩니다.

아래에 '다음'과 '네이버' 포털 사이트에 있는 파킨슨병 카페와 미국 파킨슨병재단을 소개합니다. 이런 곳을 통해서 환우들끼리 우정도 나누고, 필요한 자료를 공유하기 바랍니다.

다음카페

· 파킨슨병 없는 세상 만들기
cafe.daum.net/yj120

· 파킨슨 이겨내기
cafe.daum.net/parkinson

· 파킨슨병 환자와 가족 모임
cafe.daum.net/bobathPDfamily

네이버카페

- 파킨슨병
  cafe.naver.com/parkinson777
- 파킨슨병_수전증_디스토니아_사경_뇌성마비-삼차신경통 클럽
  http://cafe.naver.com/movementdr

NATIONAL PARKINSON FOUNDATION

http://www.parkinson.org/

## 12 파킨슨병 환자를 위한 복지 제도는 무엇이 있나요?

### 노인장기요양보험

노인장기요양보험은 65세 이상 노인 또는 치매, 중풍, 파킨슨병 등 노인성 질병을 앓고 있는 65세 미만인 환자 중 6개월 이상의 기간 동안 혼자서 일상생활을 수행하기 어려워 장기요양 서비스가 필요하다고 인정받은 사람을 대상으로 합니다.

시설급여(요양시설에 장기간 입소하여 신체활동 지원 등 제공), 재가급여(가정을 방문하여 신체활동 및 가사활동 등 지원, 목욕, 간호 등 제공, 주간보호센터 이용, 복지용구 구입 또는 대여) 등을 지원 받을 수 있습니다.

장기요양보험 의사소견서를 첨부하여 신청을 하면 방문조사, 등급판정 등의 절차를 거치게 되며, 읍면동 주민센터 장애인복지담당자 및 관할국민연금공단 지사에 문의하면 됩니다.

## 장애 등록

파킨슨병 환자는 뇌병변장애로 장애인 등록 신청이 가능합니다. 장애인 등록 절차를 간단히 하면, 장애인등록은 해당 읍면동 주민센터에 장애인등록 및 서비스 신청서를 작성하여 신청하면 됩니다.

신청서 작성 후 해당 읍면동 주민센터에서 장애진단의뢰서와 장애진단서, 뇌병변 장애용 소견서를 치료받고 계신 의료기관에 제출하여 장애진단을 받으면 됩니다. 의료기관에서 장애진단시 장애진단서, 뇌병변장애용 소견서, 파킨슨병으로 치료받을 때 초진진료기록지와 최근 6개월간의 진료기록지(외래기록지 및 재활치료기록지 등)를 구비해야 합니다.

장애진단서와 뇌병변장애용 소견서, 진료기록지를 해당 읍면동 주민센터에 다시 제출하면 국민연금공단에서 장애등급심사를 시행하여 장애정도를 판정하게 됩니다.

장애인등록 신청에 대해서는 주소지 읍면동 주민센터 장애인복지담당자 및 관할국민연금공단 지사에 문의할 수 있습니다.

## 장애인활동지원제도

혼자서 일상생활과 사회생활을 하기 어려운 장애인에게 활동보조, 방문목욕, 방문간호 등의 서비스를 제공하여 장애인의 자립생활을 지원하고 그 가족의 부담을 줄이기 위한 제도입니다.

주소지 읍면동 주민센터 또는 국민연금공단 지사에 문의하고 신청하면 됩니다.

**활동보조** : 신체활동지원, 가사활동지원, 이동보조 등
**방문목욕** : 목욕차량 등 이용
**방문간호** : 간호, 요양에 관한 상담, 구강위생서비스 등

### 희귀 · 난치성 질환자 의료비지원

파킨슨병은 희귀난치성질환자 의료비지원사업 대상질환 134종에 포함되어 요양급여본인부담금 지원을 받을 수 있습니다.

앞에서 소개한 제도와 서비스 신청 등에 대해서는 읍면동 주민센터 장애인복지담당자를 통해 자세히 알아볼 수 있으며, 보건복지부 홈페이지(http://www.mohw.go.kr)에서 장애인 관련 정책 및 서비스를 찾아볼 수 있습니다.

# 에필로그

파킨슨 환자들은 다양한 고통들을 가지고 있습니다. 뚜렷한 치료법이 없는 현실에서 환자들을 진료하면서 환자들이 느끼는 어려움을 이해하고 공감했습니다. 그리고, 그들의 고통을 조금이라도 덜어보고자 환자들의 아이디어를 하나둘씩 수집하기 시작했습니다. 그렇게 시작한 메모들이 모여 한권의 책으로 세상에 나오게 되었습니다.

처음의 시작은 보행동결을 해결하기 위한 환자들의 아이디어를 수집하는 데에서 시작했습니다. 하나, 둘, 셋 하고 구령을 부르다가 한 번에 걸으면 된다는 분, 뒤로 한걸음 가는 것은 잘 되니까, 뒤로 한걸음 갔다가 앞으로 가면 잘 걸어진다는 분...

그 분들의 아이디어를 정리하고, 해외에서 나온 책자도 구입해서 보고, 외국 사이트에 나와 있는 아이디어도 모았습니다.

환자분들을 대할 때마다 잊지 않고 이렇게 이야기드립니다.

"요즘같이 의료기술이 빠르게 발전하는 세상이잖아요. 곧 좋은 치료기술이 나와서 파킨슨병도 고칠 수 있을 거예요. 희망을 버리지 마시고 늘 운동하면서 즐겁게 지내세요"

저희들에게 많은 도움을 주신 환자분들께 이 책을 바칩니다.